SELF-CARE COLLECTION

ATEMTHERAPIE

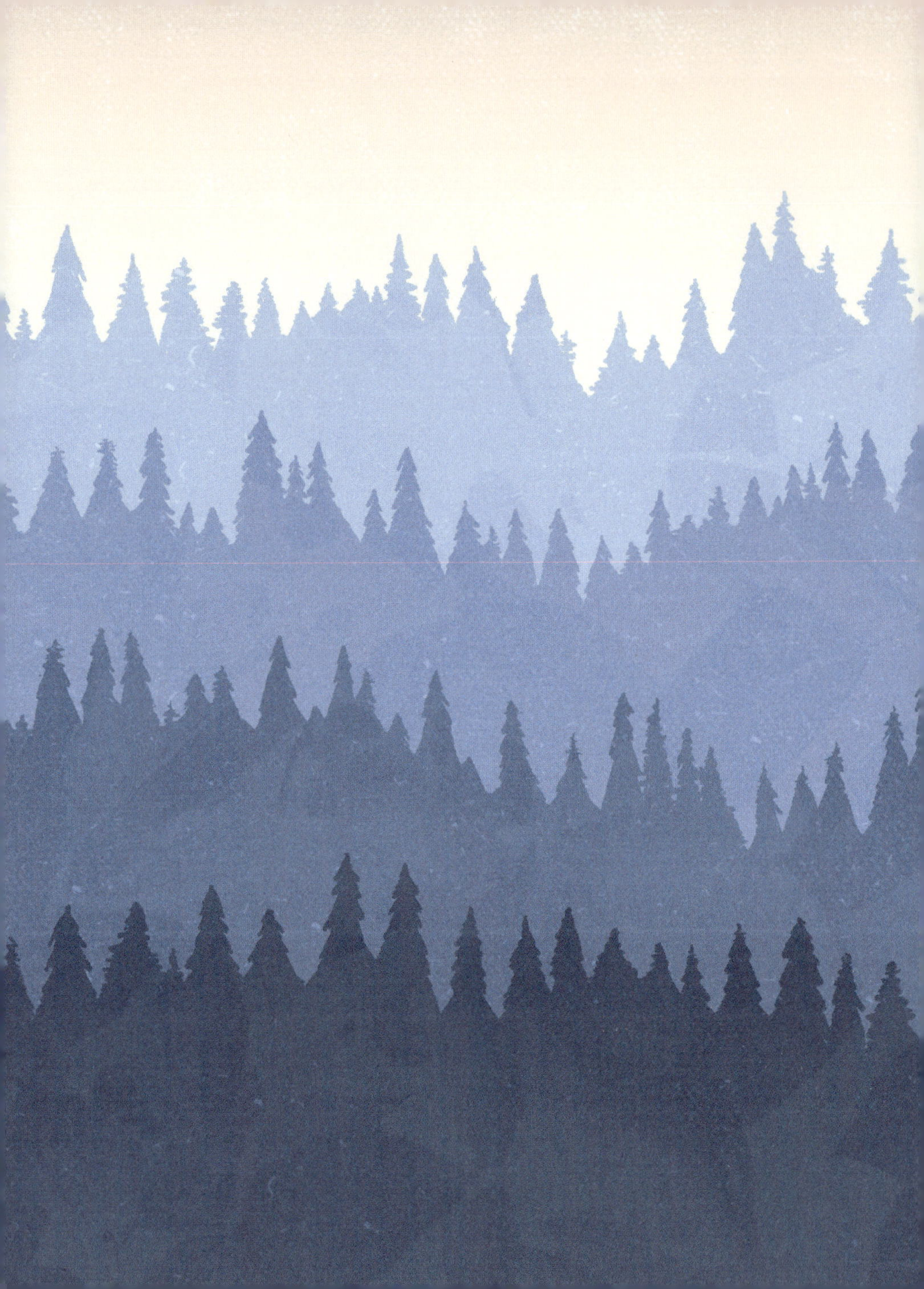

SELF-CARE COLLECTION

ATEMTHERAPIE

RICHTIG ATMEN – BESSER LEBEN

NATHALIA WESTMACOTT-BROWN

DK

DK Penguin Random House

DK London
Lektorat Mary-Clare Jerram, Kiron Gill, Lesley Malkin, Rona Skene, Dawn Henderson
Gestaltung und Bildredaktion Maxine Pedliham, Marianne Markham, Collette Sadler, Philippa Nash
Herstellung Heather Blagden, Luca Bazzoli
Illustrationen Mikyung Lee

Für die deutsche Ausgabe:
Programmleitung Monika Schlitzer
Redaktionsleitung Anne Heinel
Projektbetreuung Doreen Wolff
Herstellungsleitung Dorothee Whittaker
Herstellungskoordination Claudia Rode
Herstellung Sabine Hüttenkofer

Titel der englischen Originalausgabe: Breathwork. Use the power of breath to energize your body and focus your mind.

HAFTUNGSAUSSCHLUSS siehe Seite 144

Übersetzung Wiebke Krabbe, Damlos
Lektorat Cornelia Rüping, München

ISBN 978-3-8310-3890-9

Druck und Bindung Livonia, Lettland

MIX
Papier aus verantwortungsvollen Quellen
FSC® C002795

www.dk-verlag.de

INHALT

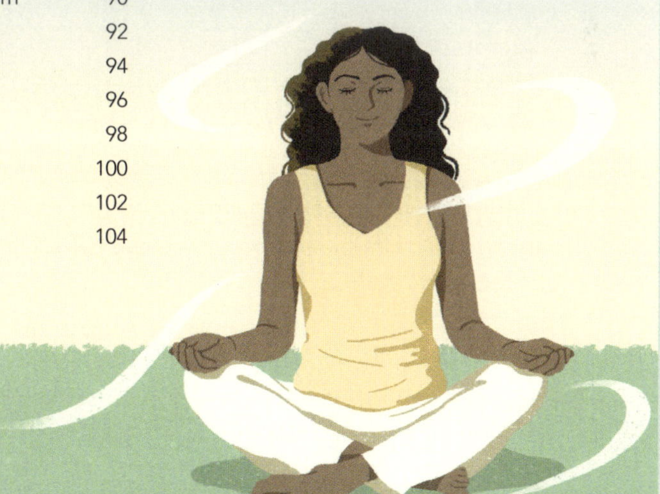

VORWORT

Empfehlungen dazu, was wir für unsere Gesundheit tun können, prasseln von allen Seiten auf uns ein. Im Fernsehen, in den Social Media und in Zeitschriften verkünden Ärzte, Prominente und selbst ernannte Experten vor allem, was wir lassen sollen: Alkohol, Rauchen, Medikamente, Stress, zu viel Arbeit und falsche Ernährung. Die meisten von uns verändern ihre Gewohnheiten aber erst, wenn etwas Drastisches geschieht.

Für mich war dieses einschneidende Ereignis ein Verkehrsunfall auf der Autobahn. Ich fühlte mich schon länger völlig überarbeitet und restlos erschöpft. Unendlich dankbar bin ich, dass damals niemand verletzt wurde oder ums Leben kam. Als ich da neben dem Autowrack auf dem Bauch im Gras lag, wurde mir klar, dass es so nicht mehr weitergehen konnte.

Nach dieser Erfahrung kündigte ich im Jahr 1999 meinen Job und fing an, mich mit spirituellen Fragen und verschiedenen Atemtechniken zu beschäftigen. Über die Bedeutung des richtigen Atmens war vor 20 Jahren noch recht wenig bekannt. Ich hatte das Glück, in verschiedenen Ländern großartige Lehrer kennenzulernen; so konnte das, was anfangs nur eine Vermutung war, nach und nach zu einer Überzeugung werden: Hilfe bei verschiedensten gesundheitlichen Problemen liegt im wahrsten Sinn des Wortes direkt vor unserer Nase. Bewusstes Atmen hat beachtlichen Einfluss auf Körper, Geist und Seele. In diesem Buch erfahren Sie mehr darüber.

Was Yogis und Mystiker vor Jahrtausenden wussten, wird jetzt von der Wissenschaft bestätigt. Unser Atem kann mit seiner unsichtbaren Kraft Gehirnfunktion und Entscheidungsfähigkeit verbessern, körperliche Fähigkeiten und Ausdauer stärken und helfen, uns in einen meditativen Zustand zu versetzen.

Dieses Buch zeigt Ihnen den vielfältigen Nutzen des bewussten Atmens. Damit Sie schnell die benötigten Informationen finden, ist es in vier Kapitel gegliedert: Körper, Seele, Geist und schnelle Hilfe in akuten Situationen. Die Atemübungen können Sie ohne besondere Hilfsmittel fast überall ausführen: zu Hause, im Büro oder im Café, während Sie auf Ihre Bestellung warten.

Die Übungen im Buch helfen bei bestimmten Symptomen, dennoch sollten Sie mit dem bewussten Atmen nicht erst beginnen, wenn Beschwerden auftreten. Atemübungen helfen dabei, gesund zu bleiben und zu werden. Probieren Sie ruhig alle Ideen aus und finden Sie heraus, was Ihnen am meisten bringt.

Ich wünsche mir, dass dieses Buch Sie eine Weile begleitet und Sie dabei unterstützt, eine gesunde, glückliche Beziehung zu Ihrem Atem zu entwickeln. Gute und richtige Atmung verbessert die Lebensqualität. Wer sich intensiver mit dem Thema beschäftigen möchte, findet entsprechende Hinweise im Anhang dieses Buchs.

Genießen Sie die Entdeckungsreise und atmen Sie, als ginge es um Ihr Leben.

Mit lieben Grüßen

Nathalia Westmacott-Brown

BEWUSST ATMEN

IHR EINSTIEG

DIE KRAFT DER ATMUNG

Ganz offensichtlich sind Sie in der Lage zu atmen, denn Sie leben und lesen dieses Buch. Die Atmung ist eine lebenswichtige Funktion, die der Körper selbstständig ausführt. Doch die wenigsten Menschen wissen, dass wir durch gezielte Atemübungen nicht nur besser atmen, sondern auch auf emotionaler und spiritueller Ebene bemerkenswerte Erfahrungen machen können. Diejenigen, die sich intensiver mit bewusster Atmung beschäftigt haben, bestätigen einhellig, dass sie sich dadurch insgesamt lebendiger fühlen. Wer bewusst tief und intensiv atmet, stärkt nicht nur seinen Körper, sondern auch den Geist und die Seele.

Deutlich weniger nervöse Anspannung, mehr Motivation, Konzentration und Kreativität, bessere Kommunikation

Positiveres Körperbild, stärkeres Immunsystem, bessere Durchblutung, weniger körperliche Schmerzen

Mehr Körperkraft und Ausdauer, weniger Muskelverspannungen, bessere Beweglichkeit

Der Nutzen von Atemübungen
Wie wir atmen, beeinflusst alles: von der körperlichen Ausdauer bis hin zur emotionalen Stabilität. Hier sind einige der positiven Wirkungen auf Körper und Geist aufgeführt.

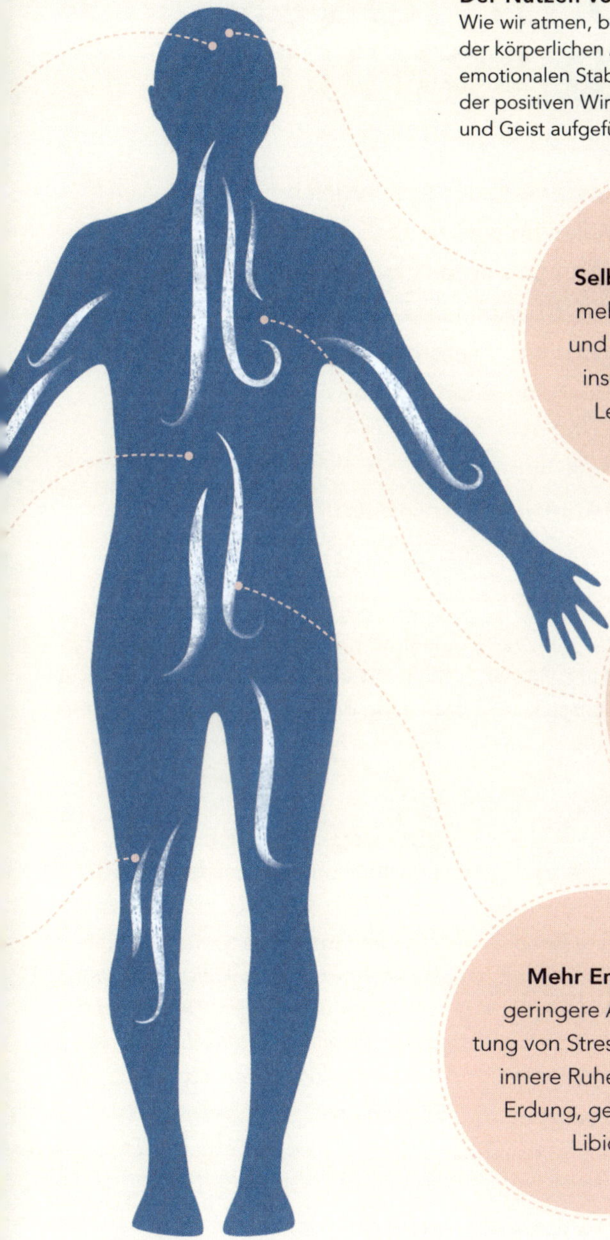

Bessere Selbstwahrnehmung, mehr Selbstakzeptanz und Selbstbewusstsein, insgesamt positivere Lebenseinstellung

Erfülltere Beziehungen, engere Beziehung zu sich selbst, zu anderen und zum Universum, Heilung tiefer Verletzungen aus der Kindheit

Mehr Energie, geringere Ausschüttung von Stresshormonen, innere Ruhe, bessere Erdung, gesteigerte Libido

TRADITIONEN UND SCHULEN

Im Lauf der Jahrhunderte haben sich in vielen Teilen der Welt Traditionen und Schulen entwickelt, die sich mit dem bewussten Atmen beschäftigen. Einige werden hier kurz vorgestellt, und zwar diejenigen, die mit den Übungen in diesem Buch verbunden sind. Wer sich eingehender informieren möchte, findet im Anhang (Seite 138–139) weiterführende Hinweise.

PRANAYAMA, KRIYA YOGA, TANTRA

RELIGION Hinduismus
URSPRUNG Indien

Pranayama ist das vierte von acht Gliedern des Ashtanga-Yoga, dabei geht es um die Verbindung von Geist und Körper durch Atemübungen und Haltungen (Asanas). »Prana« bezeichnet die Lebensenergie, »ayama« bedeutet »erweitern«.

TAO YIN, QIGONG

RELIGION Buddhismus
URSPRUNG China/Tibet

Die Kombination aus Atem- und Bewegungsübungen soll die Lebensenergie »Qi« (auch »Chi«) in Harmonie bringen, Körper, Geist und Seele beleben sowie die Körperkraft und die Beweglichkeit fördern.

KOHÄRENTES ATMEN

GRÜNDER Stephen Elliott
URSPRUNG USA

Diese Methode basiert darauf, genau fünfmal pro Minute zu atmen. Dadurch sollen Herzfrequenzvariabilität und Durchblutung gefördert sowie das Zusammenspiel des Nervensystems mit wichtigen Körperfunktionen verbessert werden.

BUTEYKO-METHODE

GRÜNDER Dr. Konstantin Buteyko
URSPRUNG Russland

Die Methode wurde zur Behandlung von Atemwegserkrankungen wie Asthma entwickelt. Ausgangspunkt ist der Gedanke, dass durch zu häufiges Atmen der Kohlendioxidgehalt im Blut sinkt, was Erkrankungen begünstigen kann.

INTEGRATIVES ATMEN

GRÜNDERIN Jacquelyn Small
URSPRUNG USA

Dieser Ansatz kombiniert bewusstes Atmen mit anderen Heilmethoden wie Kunsttherapie, Gestalttherapie, Neuro-Linguistisches Programmieren (NLP), Visualisierung und Körperarbeit. Ziel ist es, Zugang zu tiefer liegenden Themen zu finden und diese so zu integrieren, dass sie im Leben nicht mehr als belastend empfunden werden.

REBIRTHING

GRÜNDER Leonard Orr
URSPRUNG USA

Rebirthing hat sich in den 1970er-Jahren in Kalifornien entwickelt, dort beschäftigte man sich damals mit veränderten Bewusstseinszuständen. Leonard Orr stellte fest, dass bei Atemübungen in warmem Wasser vorgeburtliche Gefühle auftreten können. Ihm zufolge muss das Trauma, das mit dem ersten Atemzug verbunden ist, gelöst werden, um eine gesunde Atmung entwickeln zu können.

ATEMTHERAPIE NACH MIDDENDORF

GRÜNDERIN Professorin Ilse Middendorf
URSPRUNG Deutschland

Um das Jahr 1935 entwickelte Professorin Ilse Middendorf eine Therapieform, die sich auf den natürlichen oder »erfahrbaren« Atem konzentriert. Der Atem soll bewusst erlebt werden, ohne dass er vom Willen oder Denken gesteuert wird.

HOLOGRAFISCHES ATMEN

GRÜNDER Martin Jones
URSPRUNG Großbritannien

Als Martin Jones 2002 an einer lebensbedrohlichen Krankheit litt, entdeckte er eine meditative Atemtechnik, die er holografisches Atmen nannte. Sie half ihm nicht nur, seine Lyme-Borreliose zu überwinden, sondern erwies sich auch bei anderen Beschwerden als hilfreich, darunter Schlafstörungen, Asthma, Schmerzen und chronische Erschöpfung.

VORBEREITUNG AUF DIE PRAXIS

In diesem Buch findet sich eine Vielzahl an Atemübungen, die Sie problemlos zu Hause durchführen können. Alle zielen darauf ab, Körper, Geist und Seele zu stärken, die Emotionen ins Gleichgewicht zu bringen und Sie in schwierigen Situationen zu unterstützen. Um den Nutzen der Übungen voll ausschöpfen zu können, bereiten Sie sich gedanklich und körperlich auf die Praxis vor.

GESUNDHEIT

Einige der dynamischen Übungen eignen sich nicht für jeden. Wenn Sie an einer Krankheit leiden, schwanger sind oder sich unsicher fühlen, wenn es um Ihre Gesundheit geht, verhalten Sie sich verantwortungsbewusst.

- Fragen Sie Ihren Arzt, ob Einwände gegen Atemübungen bestehen.
- Hören Sie auf Ihren Körper und respektieren Sie seine Grenzen.
- Beginnen Sie mit kurzen Übungen, steigern Sie die Dauer allmählich.
- Wenden Sie sich an einen qualifizierten Atemtherapeuten, wenn Sie Anleitung benötigen.

Im Zweifelsfall sollten Sie immer mit einem Arzt oder Heilpraktiker sprechen, bevor Sie beginnen.

ZIELE FORMULIEREN

Die lebensnotwendige Atmung läuft ununterbrochen und automatisch ab. Bei den Atemübungen geht es um mehr: das bewusste Atmen. Damit ist gemeint, den eigenen Atem zu beobachten und manchmal gezielt zu verändern, um ein bestimmtes Ziel zu erreichen, zum Beispiel: »Ich will atmen, um Energie zu tanken« oder »Mit dieser Übung will ich alle Anspannung loslassen«.

DIE KÖRPERHALTUNG

Atemübungen sind besonders wirkungsvoll, wenn sich der Körper in einer bequemen Position befindet, die Atemwege frei sind und die Wirbelsäule gestreckt, aber entspannt ist. Wenn Ihnen eine vorgeschlagene Haltung nicht angenehm ist, können Sie sie verändern. Ein entspannter Körper atmet tiefer als ein angespannter.

MUND ODER NASE

Es gibt Atemübungen für die unterschiedlichsten Situationen. Um Erfahrungen mit Ihrem Körpergefühl zu sammeln, probieren Sie aus, wie es sich anfühlt, durch den Mund und die Nase zu atmen. Normalerweise wirkt die Nasenatmung beruhigend und ausgleichend, während die Atmung durch den Mund Energie gibt und beim emotionalen Loslassen hilft.

EMPFEHLENSWERTE HALTUNGEN

- **Auf einem Stuhl sitzen** – Die Wirbelsäule ist gestreckt, die Füße stehen flach auf dem Boden.
- **Im Schneidersitz oder knien** – Der Körper muss entspannt sein, kein Druckgefühl in den Beinen.
- **Stehen** – Vorsicht: Bei dynamischen Übungen im Stehen kann Ungeübten anfangs schwindelig werden.
- **Gehen** – Es kann hilfreich sein, Schritt- und Atemrhythmus aufeinander abzustimmen.

WEITERE HALTUNGEN

- **Gebetsposition** – Die Hände vor dem Herzen aneinanderzulegen, ist keine religiöse Geste, sondern hilft, die rechte und die linke Körperseite in Balance zu bringen.
- **Kinn gesenkt** – Durch eine leichte Abwärtsneigung des Kopfs wird der Nacken gestreckt. Diese Haltung stärkt die Verbindung zwischen Gehirn und Körper.

ACHTSAME ATEMARBEIT

Atemübungen können jederzeit hilfreich sein. Um ihren Nutzen optimal auszuschöpfen, empfiehlt es sich jedoch, sie regelmäßig über einen längeren Zeitraum hinweg durchzuführen. Jede Übung in diesem Buch wird genau erklärt, lesen Sie aber erst einmal, was bei allen Übungen zu beachten ist. Das Wichtigste: Nehmen Sie sich Zeit und hören Sie auf Ihren Körper.

01

ZUERST NUR BEOBACHTEN

Nehmen Sie zunächst einige Atemzüge bewusst wahr, ohne etwas zu verändern. So konzentrieren Sie sich auf den Augenblick und schärfen Ihr Bewusstsein. Sie spüren nun genauer, was gerade jetzt geschieht. In der Kombination aus Atmung und Bewusstsein liegt das Geheimnis.

02

DEN KÖRPER HÖREN

Die Gedanken sind die Stimme des Geistes. Ihr Körper drückt sich durch das aus, was Sie spüren. Versuchen Sie, die Gefühle während der Übungen anzunehmen, auch wenn Sie sie nicht als besonders angenehm empfinden. Das Wahrnehmen ist nicht gefährlich.

03

DEN RHYTHMUS FINDEN

In den Anleitungen finden sich Empfehlungen zum Atemrhythmus. Hören Sie aber auf Ihren Körper und reduzieren Sie das Tempo bei Bedarf. Je natürlicher sich eine Übung anfühlt, desto wahrscheinlicher ist es, dass Sie eine andere Bewusstseinsebene erreichen.

04

ATEMZÜGE ZÄHLEN

Zählen Sie die Atemzüge oder die Dauer des Ein- und Ausatmens. Das hilft, einen natürlichen Rhythmus zu finden. Achten Sie dabei auf Ihren Körper und weichen Sie von den empfohlenen Werten ab, falls nötig. Atemübungen sind kein Wettkampf. Im Zentrum steht nicht ein beeindruckend langer Atemzyklus, sondern das bewusste Atmen.

05

RUHE BEWAHREN

Bewusstes Atmen kann intensive Emotionen oder Erregungszustände auslösen, die zu Anfang ungewohnt sind. Falls das geschieht, beenden Sie die Übung langsam. Atmen Sie durch die Nase, das wirkt beruhigend. Begeben Sie sich in eine stabile Position, beispielsweise in die Seitenlage. Eventuell wäre es für Sie gut, zunächst mit Unterstützung eines Atemtherapeuten zu üben.

06

ATMEN ALS PROZESS

Atemübungen sind eine Methode der Selbstheilung, darum sollten sie mit einer bewussten Intention vollzogen werden. Beginnen Sie mit stiller Beobachtung und schließen Sie jede Übung mit einer Geste ab, zum Beispiel mit dem Zusammenlegen der Hände.

BEWUSSTES VERBUNDENES ATMEN

Bewusstes verbundenes Atmen ist ein Bestandteil vieler Übungen in diesem Buch. Es sorgt für einen stetigen Energiefluss, der heilend wirkt, da er die volle Ausnutzung des Lungenvolumens anregt. So wird verhindert, dass Muskeln abgebaut werden, was durch zu oberflächliche oder zu langsame Atmung passieren kann. Beim Üben atmen Sie insgesamt etwas schneller als gewöhnlich, aber ohne Kraftaufwand oder Zwang. Weil die Atmung schwach hörbar ist, können Sie sich besser auf die Körperwahrnehmung konzentrieren, zudem schweifen die Gedanken nicht so schnell ab.

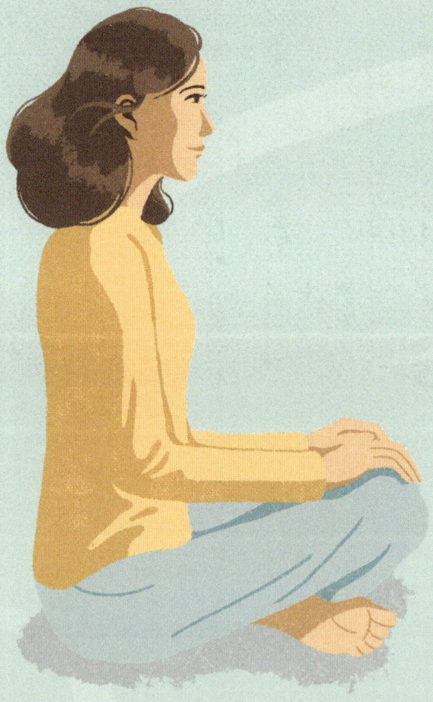

ATEM DES LEBENS

Laut traditionellen Ansätzen wie Tao Yin und Pranayama nehmen wir beim bewussten Atmen nicht nur Sauerstoff auf, sondern es strömt auch »Prana«, »Lebenskraft« oder »Qi« in den Körper. Diese Energie ist es, die für Wohlbefinden sorgt und Heilungsprozesse in Gang setzt.

Heilende Energie
Das bewusste Atmen, also das Wahrnehmen und eventuelle Verändern des Atemrhythmus, kann sich sehr positiv auf Körper und Geist auswirken.

DER ABLAUF

Beim bewussten verbundenen Atmen entfällt die Pause zwischen dem Ein- und dem Ausatmen. Sie atmen also in einem fließenden Rhythmus durch Mund oder Nase ein und aus.

01

Nehmen Sie eine offene, entspannte Haltung ein. Neigen Sie das Kinn leicht zur Brust.

02

Atmen Sie entweder durch die Nase oder durch den Mund. Dabei wird zwischen dem Ein- und dem Ausatmen keine Pause gemacht.

03

Verlängern Sie das Einatmen auf 2–3 Sekunden und atmen Sie 1 Sekunde lang aus. Konzentrieren Sie sich auf das Einatmen und lassen Sie den Atem ohne Anstrengung aus dem Körper strömen. Das fällt leichter, wenn Sie das Ausatmen mit einem Seufzer begleiten.

04

Atmen Sie einige Minuten in dieser Weise. Bewegen Sie sich möglichst nicht und beobachten Sie, ob sich Ihre Wahrnehmungen verändern.

05

Legen Sie eine Hand auf den Bauch. Spüren Sie, wie der Atem die Hand bewegt. Legen Sie dann die Hand auf das Zwerchfell und den mittleren Brustbereich und spüren Sie wieder der Bewegung nach. Schließlich legen Sie die Hand auf den oberen Brustbereich und spüren, wie er sich mit dem Atem hebt und senkt.

06

Nach einigen Minuten ändern Sie den Rhythmus, sodass Ein- und Ausatmung gleich lang sind; die Ausatmung darf auch länger sein. Nehmen Sie die beruhigende Wirkung dieser Veränderung bewusst wahr.

07

Sie können diese Technik einsetzen, um den Körper entweder zu stimulieren und zu aktivieren oder um Energien zu beruhigen und zu integrieren. Gleichzeitig werden dabei Bereiche der Atmungsorgane geöffnet, die inaktiv geworden sind.

ATEMARBEIT

ÜBUNGEN

KÖRPER

Einfache Atemübungen können das körperliche Wohlbefinden unmittelbar sowie nachhaltig bemerkenswert beeinflussen. Sie können Schmerzen lindern, die Körperfunktionen stärken, den Schlaf verbessern und insgesamt für mehr Energie sorgen.

DIE ATMUNG WAHRNEHMEN

Körper, Geist und Seele können gleichermaßen von Atemübungen profitieren. Wichtig ist es, einen regelmäßigen Rhythmus zu finden. In der Zen-Meditation wird während des Ein- und Ausatmens langsam gezählt. Mit dieser Methode können Sie sich ganz auf den Atem und auf den Moment konzentrieren und verhindern, dass Ihre Gedanken in die Vergangenheit oder Zukunft abschweifen.

GUT ZU WISSEN

NUTZEN Konzentration, klares Denken, Entspannung; Grundlage für Atemübungen

ZEIT 5–10 Minuten täglich

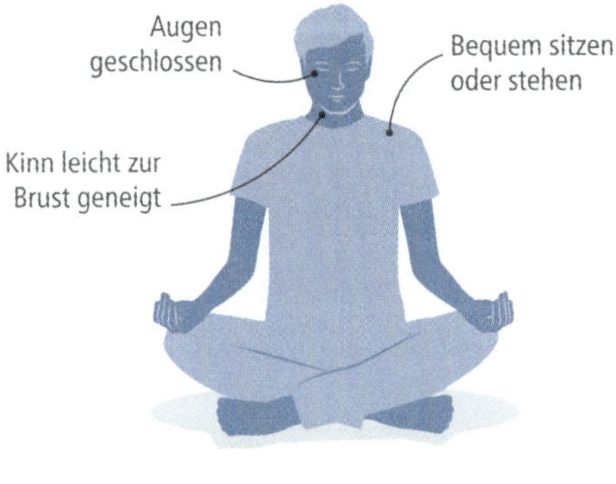
Augen geschlossen
Bequem sitzen oder stehen
Kinn leicht zur Brust geneigt

01

Atmen Sie einige Male tief durch die Nase ein und aus. Kehren Sie dann zu Ihrem natürlichen Atemrhythmus zurück. Im Normalfall wird der Atem jetzt langsam und ruhig fließen.

02

Nun wird gezählt. Beim ersten Ausatmen zählen Sie in Gedanken »eins«. Dann einatmen. Das nächste Ausatmen verlängern Sie und zählen »eins, zwei«. Danach wieder einatmen.

03

Beim nächsten Ausatmen zählen Sie »eins, zwei, drei«. So fahren Sie fort, bis Sie beim Ausatmen bis fünf zählen.

04

Beim nächsten Ausatmen zählen Sie nur bis eins. Wiederholen Sie dann die Schritte 2 und 3, bis Sie wieder bei fünf angekommen sind. Danach beginnt der Zyklus von vorn.

05

Falls Ihre Gedanken zu wandern beginnen, fangen Sie einfach wieder bei »eins« an. Führen Sie die Übung mindestens 5 Minuten lang durch. Danach öffnen Sie die Augen.

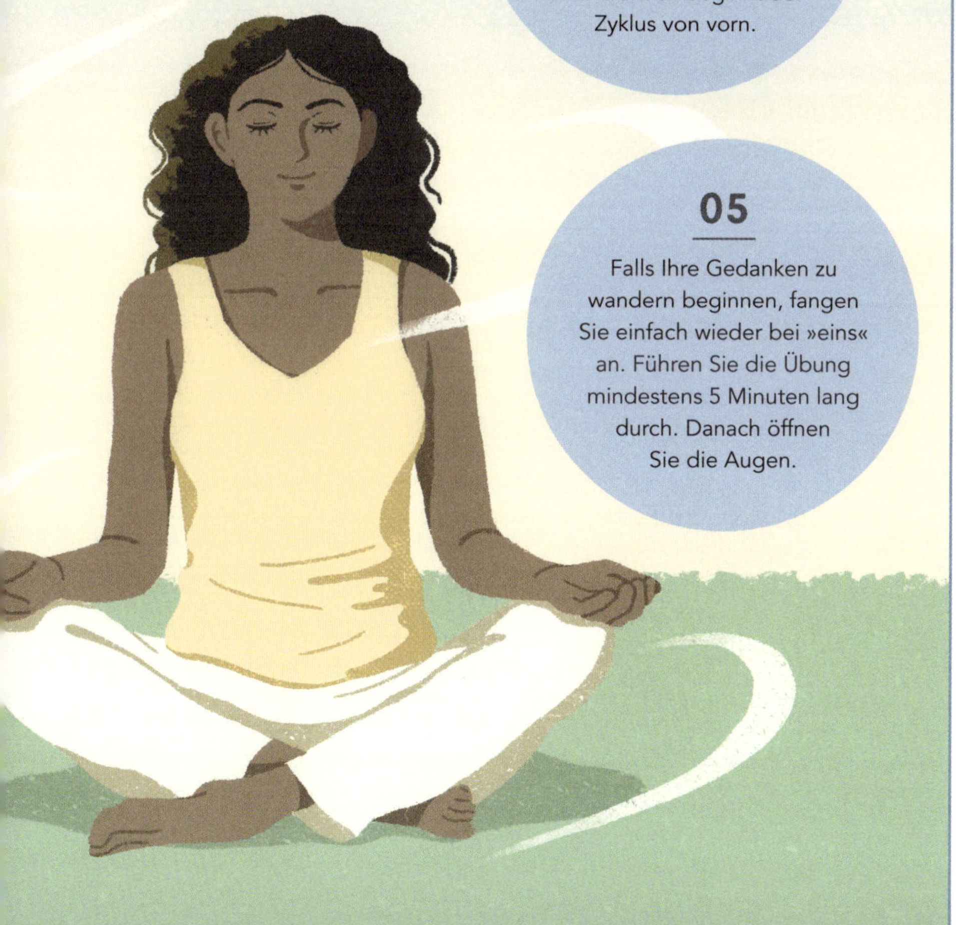

DAS ATEMVOLUMEN ERMITTELN

Die meisten Menschen, außer vielleicht Opernsängerinnen oder Leistungssportler, kennen ihre Atemkapazität nicht und nutzen aus Gewohnheit ihr Lungenvolumen nicht voll aus. Sie nehmen weniger Sauerstoff auf, als sie könnten. Der folgende Test wurde von Dr. Buteyko entwickelt, um die Atemkapazität zu beurteilen. Wie man sie erhöht, lesen Sie auf Seite 28–29.

GUT ZU WISSEN

NUTZEN Verstärkt die bewusste Wahrnehmung; hilft, die richtigen Atemübungen auszuwählen.

ZEIT 1–2 Minuten

REQUISITEN Uhr oder Stoppuhr

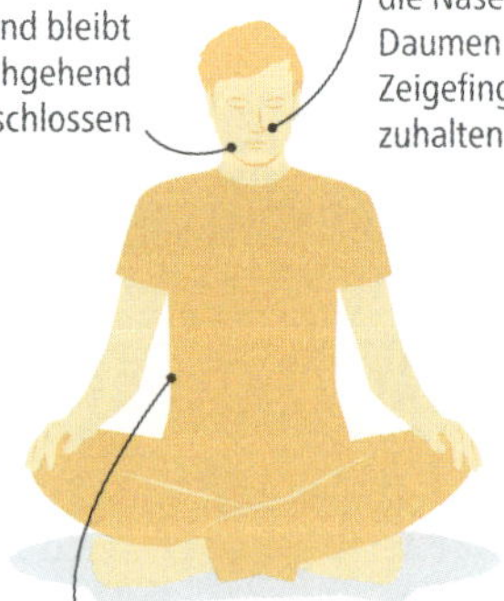

01

Sie sitzen bequem mit aufrechtem Rücken. Atmen Sie 30 Sekunden lang in Ihrem natürlichen Rhythmus durch die Nase.

02

Atmen Sie einmal normal ein und aus. Dann halten Sie sich die Nase zu und zählen die Sekunden, bis Sie das Gefühl haben, wieder einatmen zu müssen. Die Nase freigeben und einatmen.

03

Die gezählten Sekunden nennt man Kontrollpause. Je länger sie anhält, desto besser ist Ihr Gesundheitszustand. Ermitteln Sie die Dauer vor und nach den Übungen, achten Sie dabei auf Veränderungen.

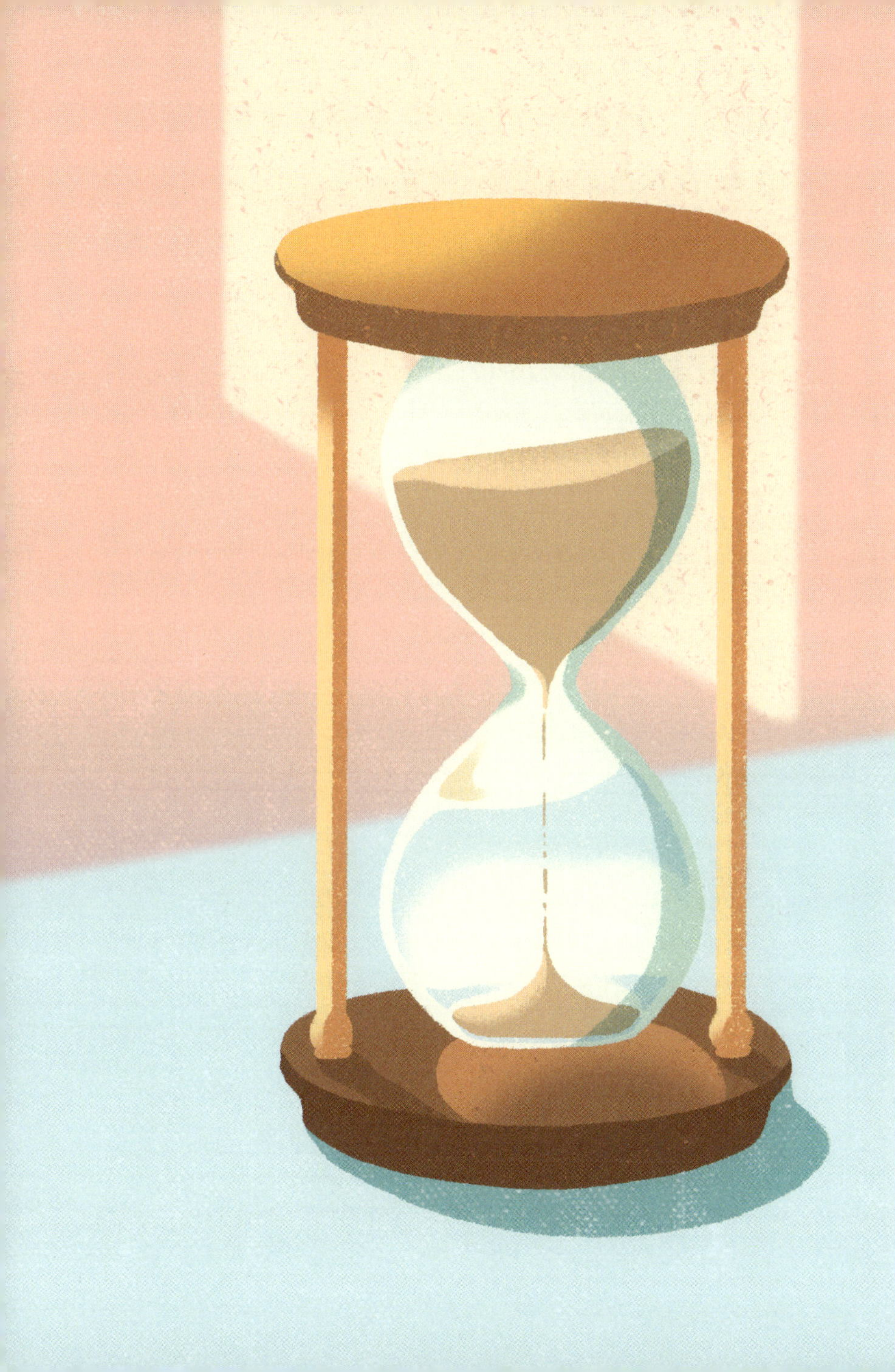

DIE ATEMKAPAZITÄT ERHÖHEN

Diese wirksame Übung können Sie jederzeit und überall durchführen, ohne dass es von außen zu erkennen ist. Die Drei-Stufen-Atmung stammt aus dem Pranayama und hilft bei flacher Atmung, die durch Stress und schlechte Haltung verursacht wird. Sie kann die Atemzentren in Bauch, Zwerchfellbereich und Brust öffnen.

GUT ZU WISSEN

NUTZEN Lindert Kurzatmigkeit, Hypoventilation, Anspannung und Herzrasen; fördert Stressabbau und Konzentration

ZEIT 5–10 Minuten täglich/nach Bedarf

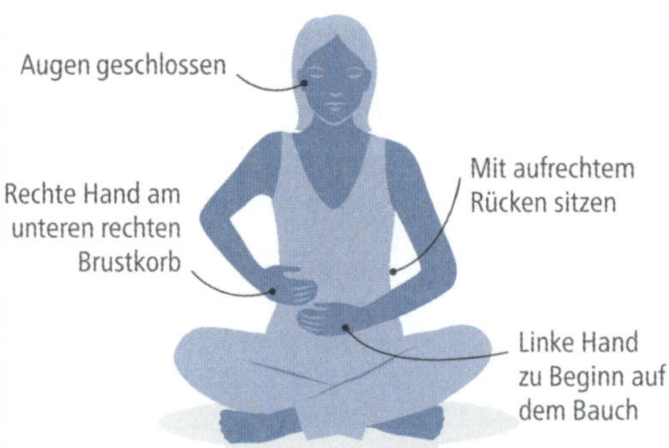
Augen geschlossen
Rechte Hand am unteren rechten Brustkorb
Mit aufrechtem Rücken sitzen
Linke Hand zu Beginn auf dem Bauch

01

Schließen Sie die Augen, entspannen Sie Gesicht und Körper. Atmen Sie dabei im natürlichen Rhythmus durch die Nase. Konzentrieren Sie sich bewusst darauf, wie der Atem sanft und langsam kommt und geht.

02

Spüren Sie beim Einatmen, wie sich der Bauch hebt und de Brustkorb weitet. Spüren Sie beim Ausatmen, wie sich der Brustkorb zusammenzieht und der Bauch sinkt. Atmen Sie vollständig aus.

03

Nun legen Sie die rechte Hand knapp unterhalb der Schlüsselbeine in die Mitte des Brustkorbs. Atmens Sie lange und tief ein, bis sich erst der Bauch hebt, dann der Brustkorb und schließlich die obere Brust. Achten Sie dabei auf das Auf und Ab Ihrer Hände.

04

Atmen Sie im eigenen Rhythmus weiter und beobachten Sie die drei Stufen (Bauch hebt sich, Brustkorb weitet sich, obere Brust hebt sich). Dann atmen Sie in drei Stufen aus (obere Brust senkt sich, Brustkorb zieht sich zusammen, Bauch senkt sich). Keine Pause zwischen Ein- und Ausatmen!

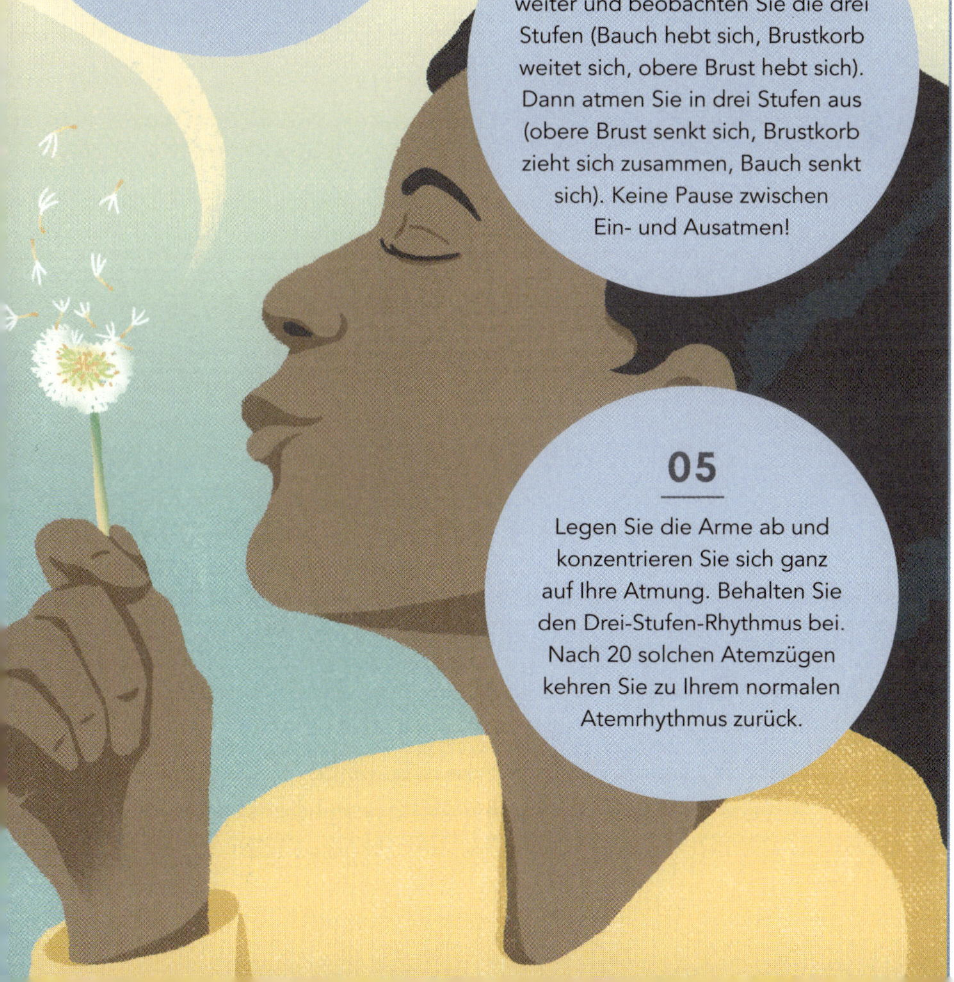

05

Legen Sie die Arme ab und konzentrieren Sie sich ganz auf Ihre Atmung. Behalten Sie den Drei-Stufen-Rhythmus bei. Nach 20 solchen Atemzügen kehren Sie zu Ihrem normalen Atemrhythmus zurück.

02

Schließen Sie die Augen, entspannen Sie den Unterkiefer. Richten Sie Ihre Aufmerksamkeit nach innen und konzentrieren Sie sich auf die langsame Atmung durch die Nase. Tiefe, rhythmische Atemzüge wirken sehr entspannend.

01

Sie liegen auf dem Rücken und nehmen alle Teile Ihres Körpers bewusst wahr. Strecken Sie sich leicht, um die Entspannung zu fördern. Falls nötig, verändern Sie die Haltung, bis sie sich ganz bequem anfühlt.

SICH SELBST SPÜREN

Diese Übung aus dem Hatha-Yoga ist hilfreich, um wieder ins Gleichgewicht zu kommen. Durch die Konzentration auf Körper und Atmung lernen Sie, auf kleine Signale des Körpers zu hören und sich so zu entspannen. Obwohl Sie liegen, ist das Bewusstsein sehr präsent. Sie üben also, wach und dabei zutiefst gelöst zu sein.

03

Spüren Sie beim Einatmen durch die Nase, wie die Luft Ihre Lunge füllt und der Bauch sich hebt. Ohne Pause durch die Nase wieder ausatmen. Wenn die Luft aus der Lunge strömt, senkt sich der Bauch.

04

Atmen Sie ohne Pause zwischen Ein- und Ausatmung in einem ruhigen Rhythmus weiter, solange Sie Ihre Reaktionen bewusst wahrnehmen. Erst wenn Sie bereit dazu sind, drehen Sie sich auf die Seite und richten sich langsam wieder auf.

GUT ZU WISSEN

NUTZEN Verjüngung, bessere Durchblutung, bessere Haltung, Gefühl der Ruhe

ZEIT 5–10 Minuten oder so lange wie nötig; täglich oder nach Bedarf

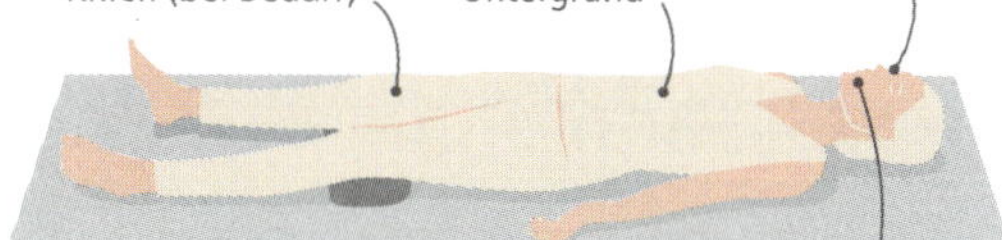

ANSPANNUNG LÖSEN

Diese tantrische Atemübung löst körperliche und geistige Anspannung, verbessert die Selbstwahrnehmung und sorgt für mehr Offenheit, was im Umgang mit anderen Menschen hilfreich sein kann. Durch die bewusste Atmung kann sie wach machen, beleben und unsere Selbstheilungskräfte aktivieren, da sie Lebensenergie freisetzt.

GUT ZU WISSEN

NUTZEN Entspannung, löst Verhärtungen, sorgt für Aufnahmebereitschaft, Vertrauen, Klarheit, Offenheit

ZEIT 5 Minuten oder so lange wie nötig, täglich

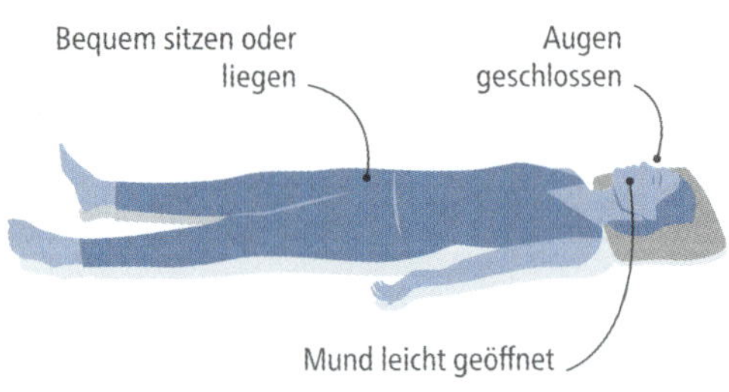

01

Um zunächst den Körper zu entspannen, nehmen Sie Ihre Atmung etwa drei bis fünf Atemzüge lang wahr (siehe Seite 24–25).

02

Neigen Sie das Kinn leicht zur Brust und atmen Sie durch den Mund tief ein. Dabei wölbt sich der Bauch nach außen.

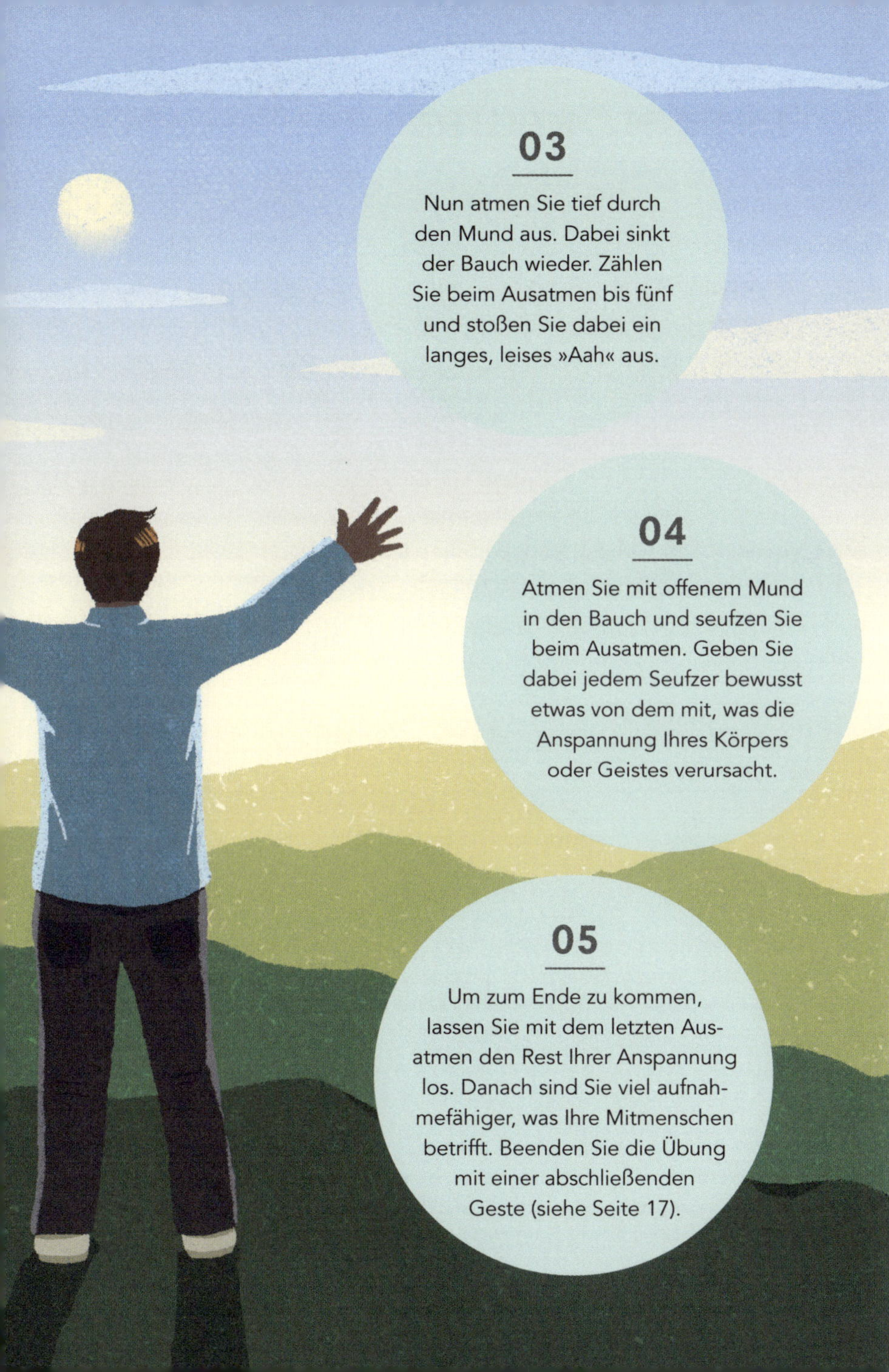

03

Nun atmen Sie tief durch den Mund aus. Dabei sinkt der Bauch wieder. Zählen Sie beim Ausatmen bis fünf und stoßen Sie dabei ein langes, leises »Aah« aus.

04

Atmen Sie mit offenem Mund in den Bauch und seufzen Sie beim Ausatmen. Geben Sie dabei jedem Seufzer bewusst etwas von dem mit, was die Anspannung Ihres Körpers oder Geistes verursacht.

05

Um zum Ende zu kommen, lassen Sie mit dem letzten Ausatmen den Rest Ihrer Anspannung los. Danach sind Sie viel aufnahmefähiger, was Ihre Mitmenschen betrifft. Beenden Sie die Übung mit einer abschließenden Geste (siehe Seite 17).

ERSCHÖPFUNG BEHEBEN

Bewusstes Atmen durch den Mund wirkt gegen Antriebslosigkeit, gibt Energie und hilft, Freude zu empfinden. Die Technik wird auch »Transformational Breath« genannt und ist ideal, wenn Sie fit sein müssen, aber nicht die Energie aufbringen, etwas dafür zu tun. Danach können Sie mit gestärkter Willenskraft Ihr Wohlbefinden durch eine Joggingrunde oder eine gesunde Mahlzeit unterstützen.

01

Schalten Sie die Musik ein und konzentrieren Sie sich auf Ihre Atmung. Ihr Unterkiefer ist entspannt und Ihr Mund so weit geöffnet, dass Sie ohne Anstrengung ein- und ausatmen können.

GUT ZU WISSEN

NUTZEN Energie für Körper und Geist, Klarheit, Antrieb, Konzentration, Willenskraft und Motivation

ZEIT 3–5 Minuten

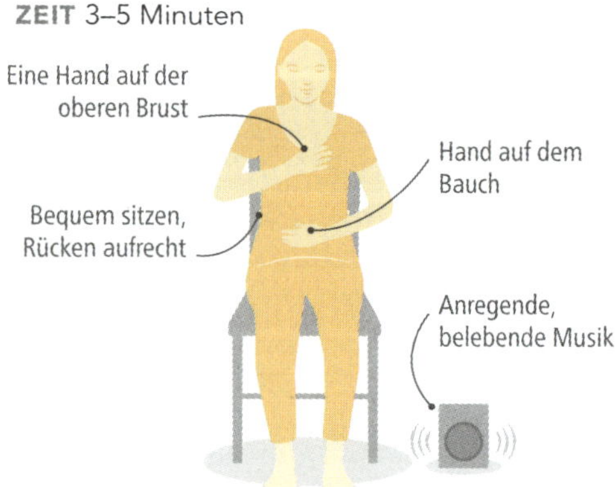

02

Zählen Sie alle vollständigen Atemzüge aus Ein- und Ausatmen (ohne Pause), bis Sie bei hundert angekommen sind. Spüren Sie, wie Atmung und Musik Sie beleben und Ihre Stimmung heben.

03

Atmen Sie bewusst weiter (siehe Seite 18–19). Sprechen Sie ein paar positive Affirmationen laut aus, etwa: »Ich habe neue Energie verdient«, »Ich mache mir diesen Tag zu eigen« oder »Ich bewege mich leicht und voller Grazie«.

04

Nun atmen Sie tief ein, halten die Luft 3–5 Sekunden an und atmen dann langsam aus. Abschließend legen Sie Ihre Hände in der Gebetsposition vor dem Herzen zusammen.

05

Schließen Sie für einen Moment die Augen. Falls Ihnen schwindelig ist, bleiben Sie sitzen, bis dieses Gefühl vergeht. Stehen Sie dann langsam auf.

DIE NERVEN BERUHIGEN

Wenn Sie nervös sind, ist die Meeresatmung gut geeignet, um Körper, Geist und Seele ins Gleichgewicht zu bringen. Durch eine leichte Kontraktion im Hals wird ein rauschendes Geräusch erzeugt, das an Wellen erinnert und sehr beruhigend auf Körper, Geist und Seele wirkt. Die Übung ist jederzeit hilfreich und bei Schlafschwierigkeiten besonders empfehlenswert.

01

Atmen Sie durch den Mund ein. Beim Ausatmen ziehen Sie den Rachen sanft zusammen und flüstern leise »Huhh«. Nicht zu stark, da sonst Anspannung entsteht.

02

Wenn Sie das Geräusch beim Ausatmen machen können, behalten Sie es auch beim Einatmen bei. So entsteht beim Ein- und Ausatmen ein Rauschen wie von einer Welle.

GUT ZU WISSEN

NUTZEN Beruhigt den Geist, wärmt und belebt den Körper, stärkt das Gegenwartsbewusstsein.

ZEIT 5 Minuten täglich, allmählich aufbauen

VORSICHT Bei Atemwegserkrankungen einen Arzt fragen. Bei Schwindel oder Schwächegefühl Intensität reduzieren.

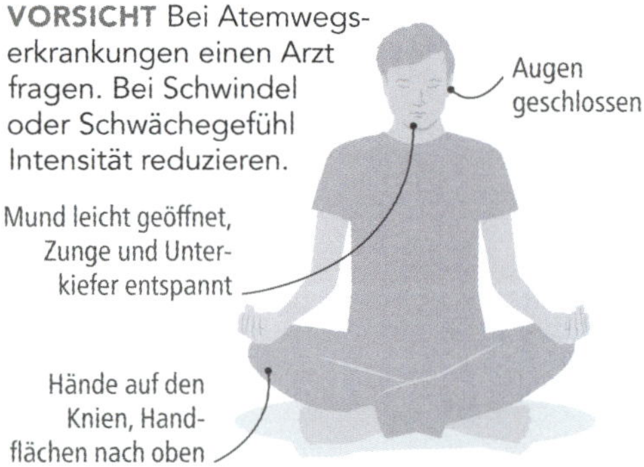
Augen geschlossen
Mund leicht geöffnet, Zunge und Unterkiefer entspannt
Hände auf den Knien, Handflächen nach oben

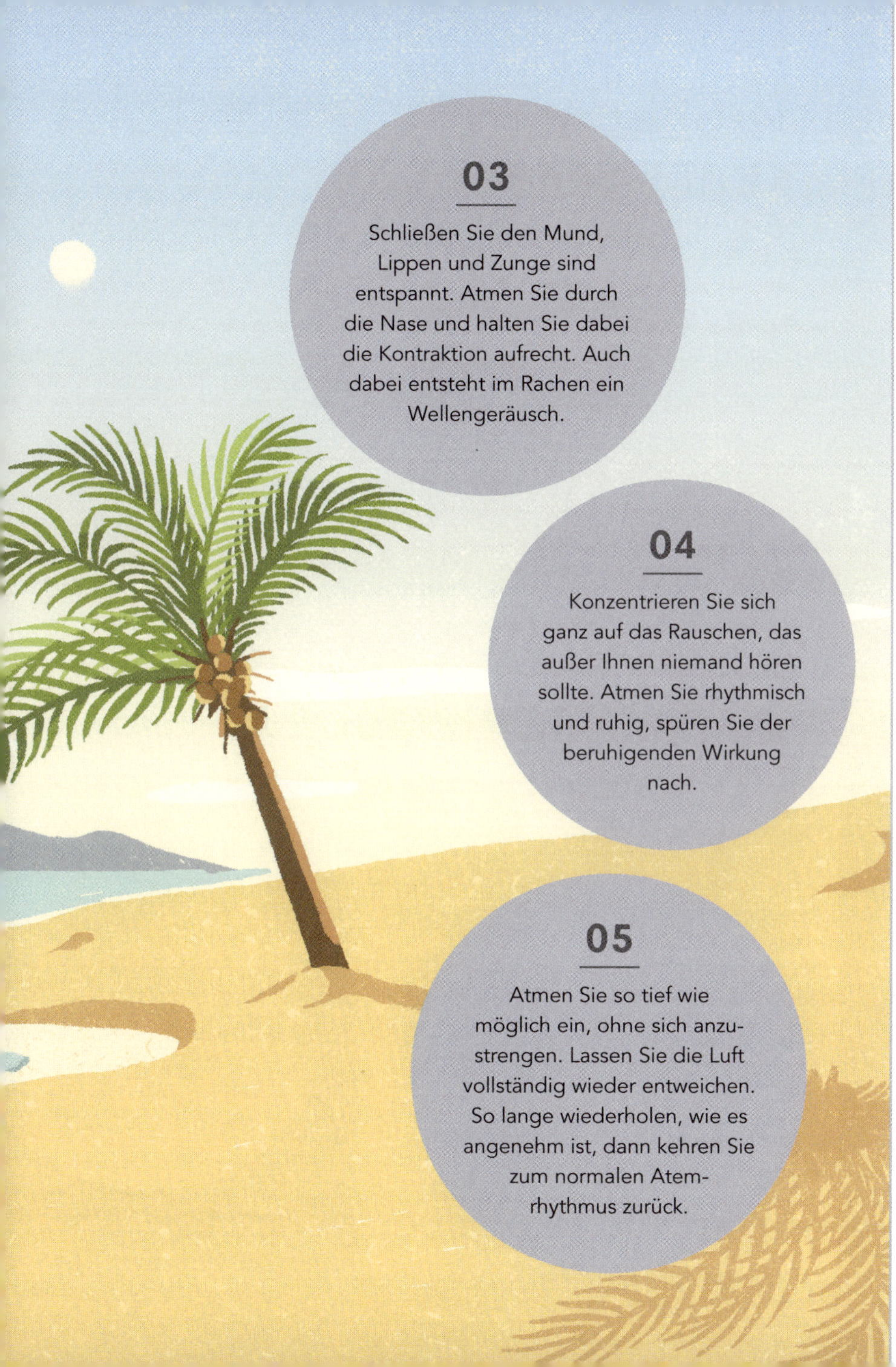

03

Schließen Sie den Mund, Lippen und Zunge sind entspannt. Atmen Sie durch die Nase und halten Sie dabei die Kontraktion aufrecht. Auch dabei entsteht im Rachen ein Wellengeräusch.

04

Konzentrieren Sie sich ganz auf das Rauschen, das außer Ihnen niemand hören sollte. Atmen Sie rhythmisch und ruhig, spüren Sie der beruhigenden Wirkung nach.

05

Atmen Sie so tief wie möglich ein, ohne sich anzustrengen. Lassen Sie die Luft vollständig wieder entweichen. So lange wiederholen, wie es angenehm ist, dann kehren Sie zum normalen Atemrhythmus zurück.

WIDERSTANDS-KRAFT STÄRKEN

Wim Hof hat sich mit spektakulären Ausdauerleistungen den Spitznamen »Ice Man« erworben. Er entwickelte eine eigene Methode, um Kälte, Hitze und Angst auszuhalten. Ein wesentlicher Faktor dabei ist die bewusste Atmung. Diese Übung eignet sich für alle, die ihre innere Kraft bündeln wollen, um physische und psychische Herausforderungen zu meistern.

GUT ZU WISSEN

NUTZEN Herzgesundheit und gute Durchblutung, Steigerung der inneren Kraft

ZEIT 5–10 Minuten

VORSICHT Nicht anwenden bei Epilepsie, Bluthochdruck und Herzkrankheiten sowie nach einem Schlaganfall.

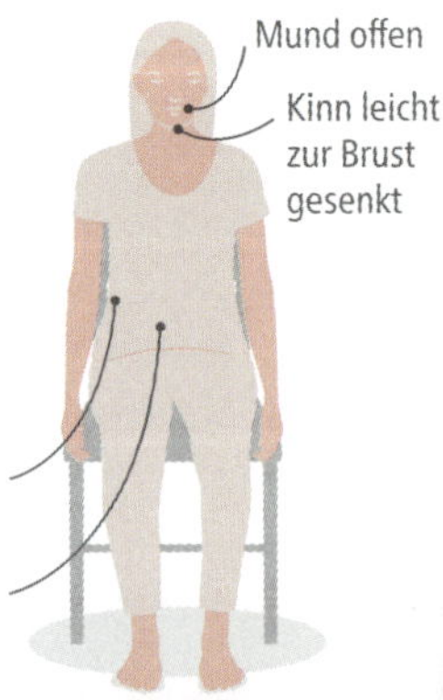

01

Atmen Sie kurz und kräftig durch den Mund ein und aus, als wollten Sie einen Luftballon aufblasen. 30-mal in gleichmäßigem Rhythmus wiederholen, dabei den Bauch voll ausnutzen.

02

Nun atmen Sie tief ein und füllen die Lunge ganz mit Luft. Atmen Sie durch den Mund aus und halten Sie den Atem so lange an, wie es Ihnen ohne Anstrengung möglich ist.

03

Wenn es notwendig wird, atmen Sie durch den Mund tief ein, halten die Luft etwa 10 Sekunden an und atmen dann aus. Diesen Vorgang zweimal wiederholen, sodass Sie insgesamt drei Atemzyklen in dieser Weise vollziehen.

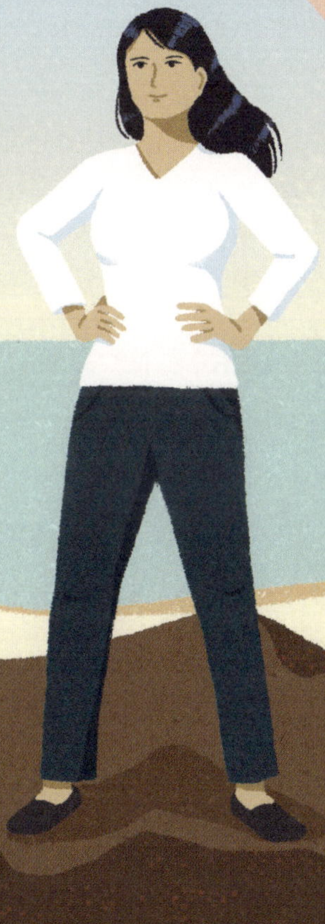

04

Entspannen Sie Ihren Körper und spüren Sie bewusst, wie er sich anfühlt. Vielleicht ist Ihnen etwas schwindelig, das liegt an der ungewohnt großen Sauerstoffmenge. Mit etwas Training bewirkt die Übung ein meditatives Gefühl.

05

Wenn Ihnen schwindelig ist, bleiben Sie sitzen, bis das Gefühl vergeht. Dann stehen Sie langsam auf und gehen zum Tagesprogramm über.

KALTWASSER-ATMUNG

Kaltwasserbehandlungen haben in vielen Kulturen eine Tradition. Sie wirken sehr belebend, vor allem in Kombination mit bewusster Atmung. Die einfachste Form ist tägliches kaltes Duschen. Sie könnten auch wöchentlich in einem See oder Fluss baden, um den Körper anzuregen. Alternativ füllen Sie die Badewanne mit kaltem Wasser und geben einige Beutel Eiswürfel dazu.

01

Nach dem normalen Duschen drehen Sie die Wassertemperatur so weit wie möglich herunter. Atmen Sie dabei bewusst durch den Mund (siehe Seite 18–19).

02

Bleiben Sie so lange unter dem kalten Wasser, wie Sie es aushalten, atmen Sie dabei durch den Mund. Es ist okay, wenn Sie anfangs nur 1 Minute oder kürzer durchhalten.

GUT ZU WISSEN

NUTZEN Fördert Durchblutung, Ausdauer und Wohlbefinden, lindert Muskelentzündungen und Cellulite

ZEIT Mit 1–3 Minuten beginnen, langsam steigern

VORSICHT Nicht bei Epilepsie, Bluthochdruck, Herzkrankheiten und in der Schwangerschaft

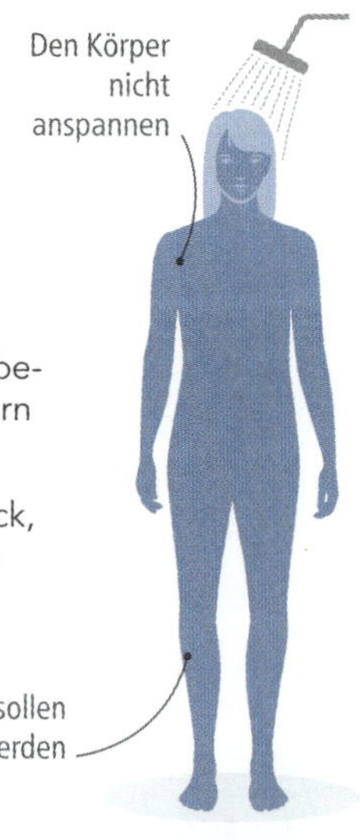

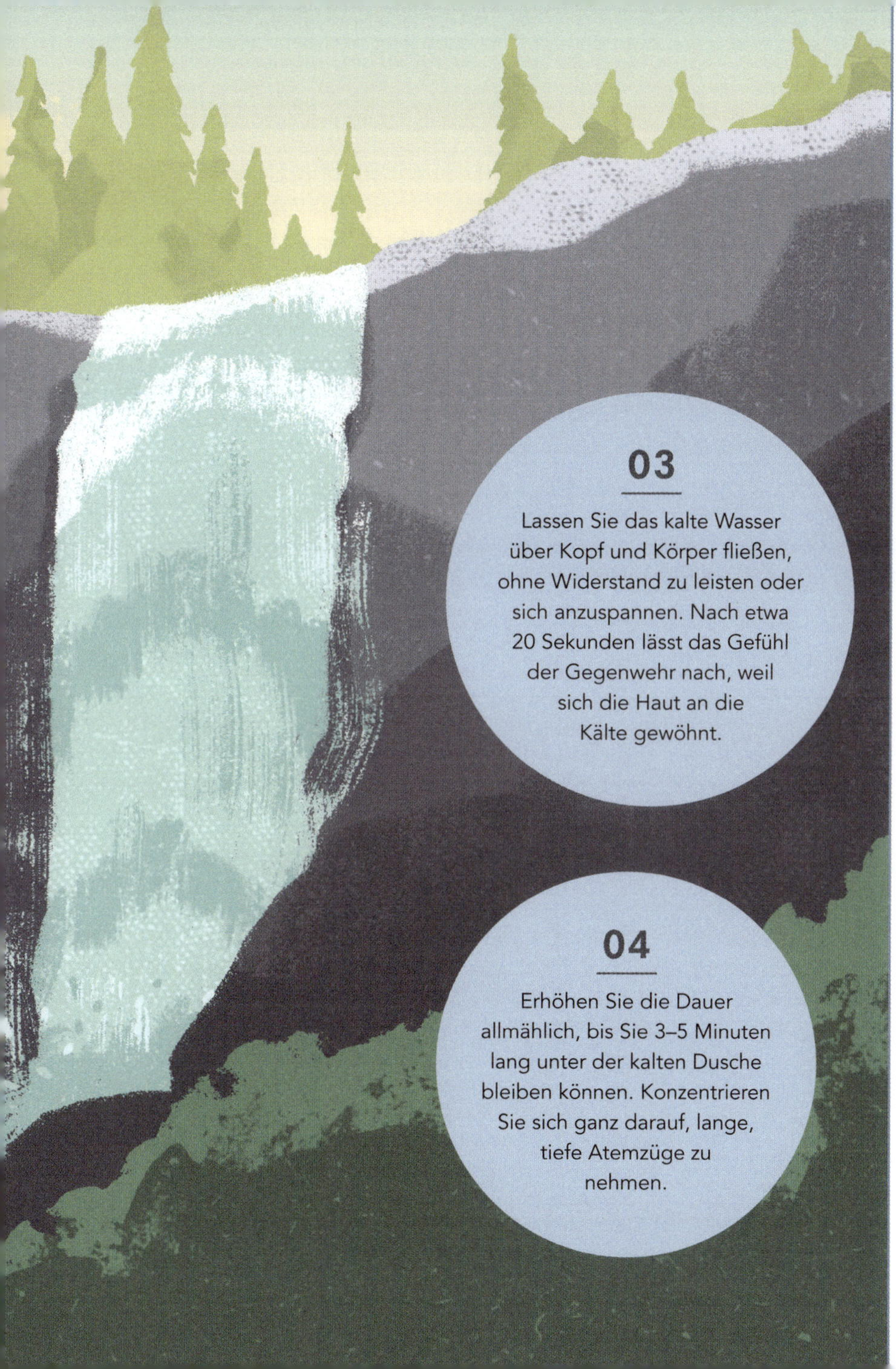

03

Lassen Sie das kalte Wasser über Kopf und Körper fließen, ohne Widerstand zu leisten oder sich anzuspannen. Nach etwa 20 Sekunden lässt das Gefühl der Gegenwehr nach, weil sich die Haut an die Kälte gewöhnt.

04

Erhöhen Sie die Dauer allmählich, bis Sie 3–5 Minuten lang unter der kalten Dusche bleiben können. Konzentrieren Sie sich ganz darauf, lange, tiefe Atemzüge zu nehmen.

01

Atmen Sie normal durch die Nase. Konzentrieren Sie sich beim nächsten Einatmen auf Steißbein und hinteren Brustkorb. Stellen Sie sich vor, die unteren Rippen entfernen sich ein wenig von den Hüften.

02

Lassen Sie beim Ausatmen den Bauch sinken. Ziehen Sie den Bereich um den Bauchnabel nach innen und oben, als ob Sie ihn dem unteren hinteren Brustkorb annähern wollten.

RÜCKENSCHMERZEN LINDERN

Diese Übung aus dem Pilates kann die Haltung verbessern und Rückenschmerzen verringern oder ganz abklingen lassen. Durch die Streckung der Wirbelsäule werden die Bandscheiben entlastet. Verspannungen in Schultern und Nacken werden gelindert und die unteren Bauchmuskeln gekräftigt.

03

Beim Ausatmen rollen Sie die Schultern nach hinten und unten. Den oberen Rücken dehnen, Hals und Nacken werden leicht gestreckt. Damit ist ein Atemzyklus beendet.

04

Schritt 1–3 mindestens 5 Minuten wiederholen, besser länger. Anfangs fühlt sich die Übung vielleicht merkwürdig an, aber mit der Zeit finden Sie Ihren Rhythmus. Zum Schluss wieder normal atmen und, wenn Sie liegen oder sitzen, langsam aufstehen.

GUT ZU WISSEN

NUTZEN Schmerzlinderung, bessere Haltung, Streckung der Wirbelsäule, leichtere Atmung

ZEIT 5–10 Minuten, mehrmals am Tag oder nach Bedarf

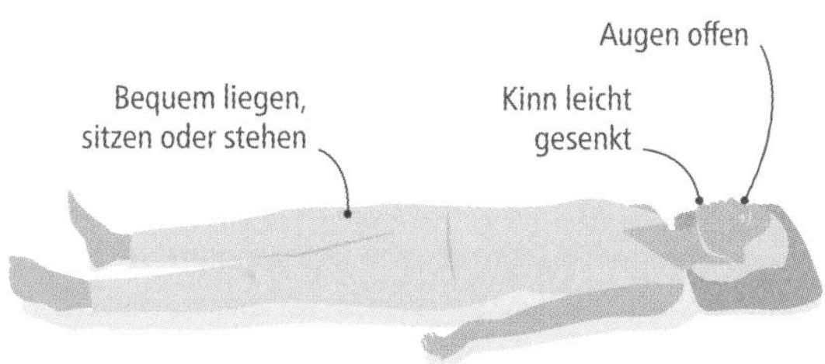

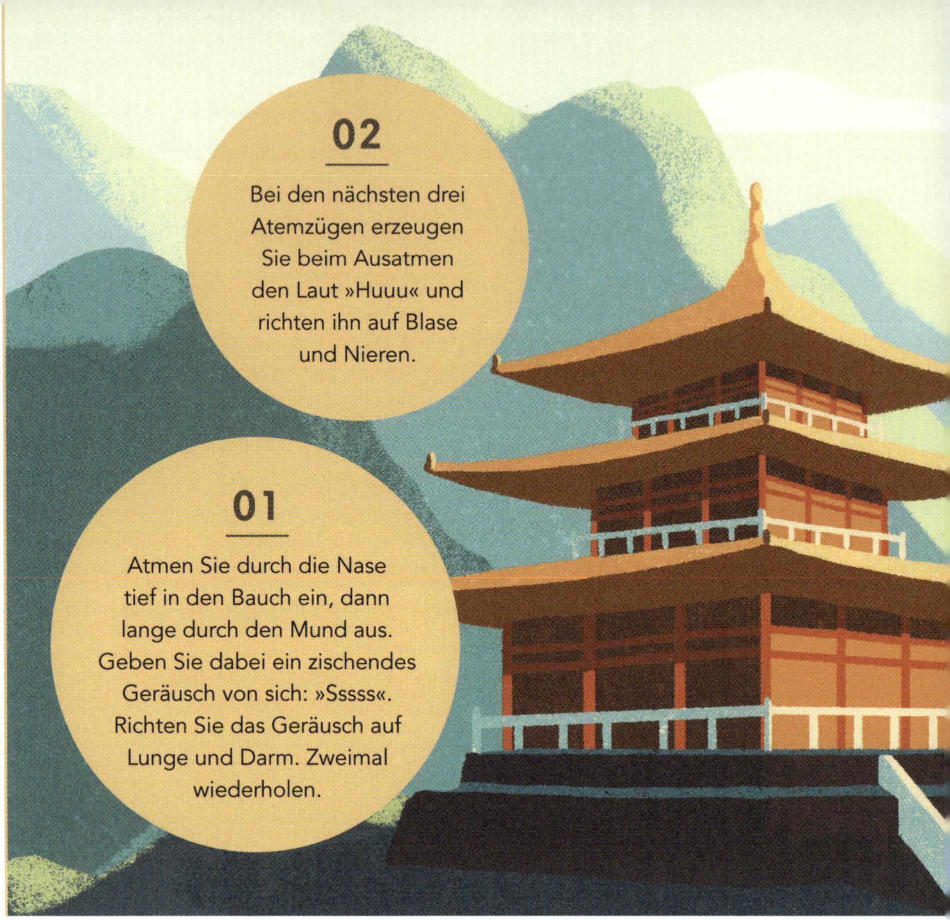
01
Atmen Sie durch die Nase tief in den Bauch ein, dann lange durch den Mund aus. Geben Sie dabei ein zischendes Geräusch von sich: »Sssss«. Richten Sie das Geräusch auf Lunge und Darm. Zweimal wiederholen.
02
Bei den nächsten drei Atemzügen erzeugen Sie beim Ausatmen den Laut »Huuu« und richten ihn auf Blase und Nieren.

DAS INNERE STÄRKEN

Wenn Sie sich gestresst und unausgeglichen fühlen, kann diese Tao-Übung Ihre Emotionen beruhigen und Ihnen zu mehr Erdung verhelfen. Dazu konzentrieren Sie sich auf die inneren Organe, wo sich negative Energie sammelt. Beim Ausatmen werden verschiedene Geräusche dreimal wiederholt. Klang und Atem harmonisieren Körper und Geist.

03

Machen Sie dann dreimal beim Ausatmen »Schhh« und richten den Ton auf Leber und Gallenblase. Bei den nächsten drei Atemzügen richten Sie beim Ausatmen ein »Haaaa« auf Herz und Dünndarm.

04

Anschließend erzeugen Sie beim Ausatmen ein gutturales »Huuu« im Rachen und richten es auf Milz und Magen. Zweimal wiederholen.

05

Zuletzt zischen Sie dreimal ein »Hiii« durch die Zähne, um den Energiefluss im Körper zu harmonisieren. Zum Schluss legen Sie die Hände vor der Brust zusammen und danken allen beteiligten Energien.

GUT ZU WISSEN

NUTZEN Wirkt ausgleichend auf Emotionen und körperliche Gesundheit.

ZEIT 2–3 Minuten täglich oder so oft wie nötig

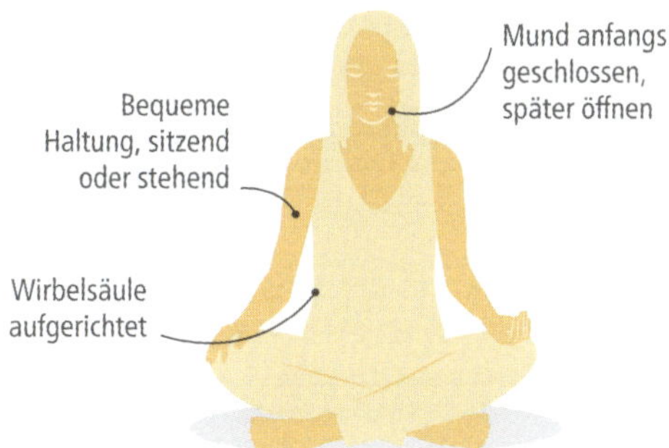

SEXUELLE ENERGIE FLIESSEN LASSEN

Durch die tantrische Atemübung mit offenem Mund können Sie Klarheit über Ihre Einstellung zur Sexualität gewinnen – allein oder mit einem vertrauten Partner. Sinnlichkeit und Sexualität sind jedoch nur ein Aspekt des Tantra. Atmung, Klang und Bewegung in einer geschützten Umgebung können zu neuen Einsichten bezüglich der eigenen Sexualität verhelfen.

01

Lassen Sie den Unterkiefer fallen und atmen Sie tief in den Bauch ein. Dann lange ausatmen, dabei senkt sich der Bauch wieder. Drei- bis fünfmal mit geöffnetem Mund wiederholen.

GUT ZU WISSEN

NUTZEN Bessere Beziehung zu sich selbst und zu anderen, Befreiung unterdrückter Emotionen

ZEIT 5 Minuten täglich, allmählich aufbauen

VORSICHT Eventuell ungeeignet für Schwangere und bei Rückenschmerzen.

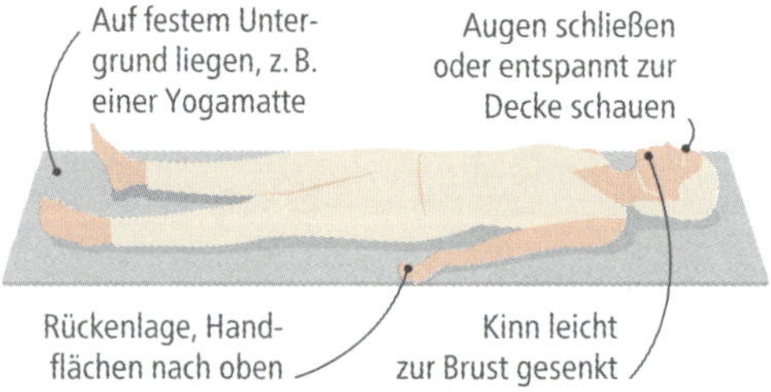

02

Wenn sich diese Atmung natürlich anfühlt, geben Sie beim Ausatmen ein langes, sanftes »Aah« von sich. Wiederholen Sie dies, bis sich auch dieses Geräusch rhythmisch und natürlich anfühlt.

03

Bauchatmung und Geräusch fortsetzen. Beugen Sie Ihre Knie und stellen Sie Ihre Füße hüftbreit geöffnet flach auf den Boden, die Handflächen zeigen zum Boden.

04

Beim nächsten Einatmen drücken Sie Hände und Füße fest auf den Boden und heben das Becken einige Zentimeter an. Mit einem »Aah« atmen Sie aus und senken das Becken wieder. Wiederholen. Beim Einatmen das Becken heben, beim Ausatmen senken.

05

Sind Atmung, Ton und Bewegung in Harmonie, bleiben Sie einige Minuten dabei. Dann atmen Sie normal und stehen über die Seitenlage auf.

SEELE

Viele Ärzte und Psychotherapeuten bestätigen, dass eine gute Atmung nicht nur für den Körper von Nutzen ist, sondern auch ein wichtiger Faktor für die psychische Gesundheit und das emotionale Gleichgewicht.

KLARHEIT GEWINNEN

Wenn Ihnen der Kopf schwirrt und Sie wenig Zeit haben, können Sie mit der Wechselatmung – einer Übung aus dem Pranayama – Ihre linke und rechte Hirnhälfte in Einklang bringen. Zudem löst sie Spannung und fördert das klare Denken. Das ist sehr hilfreich, wenn Sie sich besonders konzentrieren müssen, beispielsweise beim Lernen oder vor einer wichtigen Besprechung.

GUT ZU WISSEN

NUTZEN Geistige Klarheit, mehr Disziplin, erhöhte Aufmerksamkeitsspanne

ZEIT 5–10 Minuten oder so lange, wie Sie es als angenehm empfinden

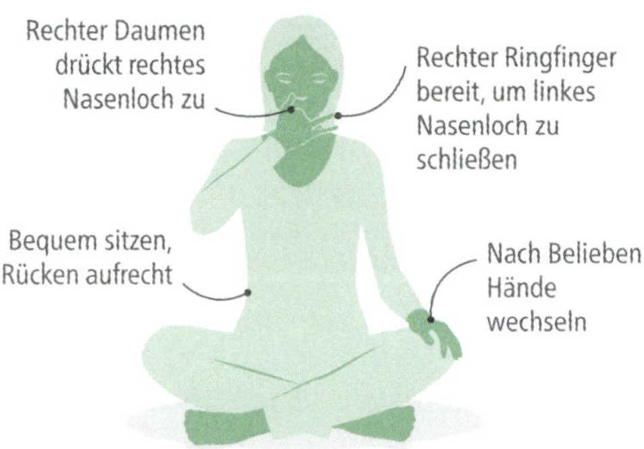
Rechter Daumen drückt rechtes Nasenloch zu
Rechter Ringfinger bereit, um linkes Nasenloch zu schließen
Bequem sitzen, Rücken aufrecht
Nach Belieben Hände wechseln

01

Halten Sie das rechte Nasenloch mit dem rechten Daumen zu. Atmen Sie durch das linke Nasenloch ein und zählen Sie bis vier.

02

Schließen Sie dann das linke Nasenloch mit dem Ringfinger und nehmen Sie den Daumen vom rechten Nasenloch weg. Atmen Sie langsam durch das rechte Nasenloch aus.

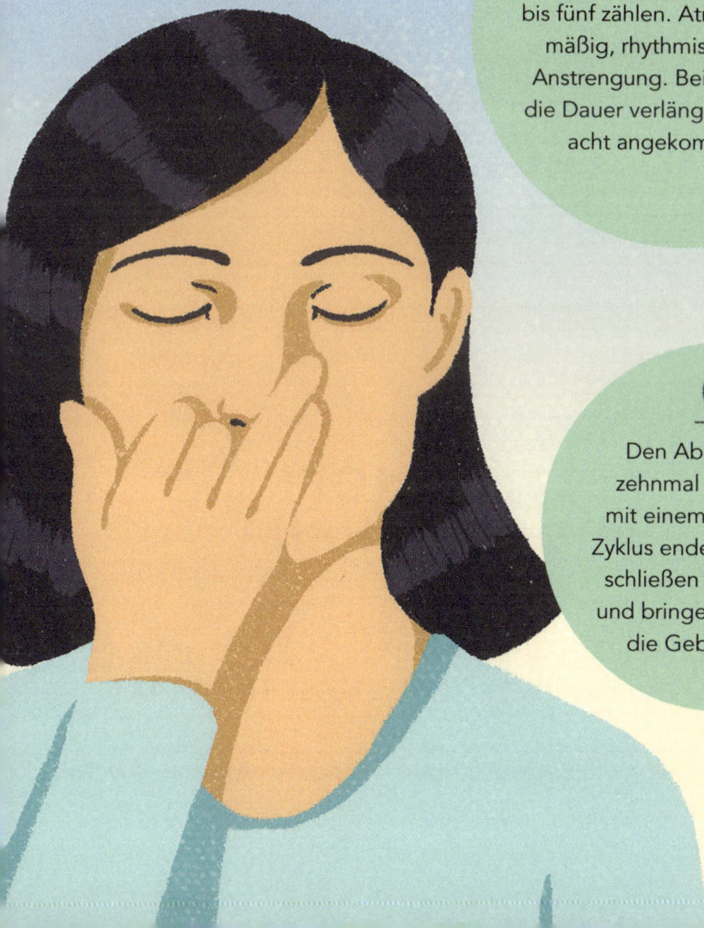

03

Das linke Nasenloch bleibt geschlossen. Durch das rechte Nasenloch atmen Sie ein und zählen bis vier. Schließen Sie das rechte Nasenloch mit dem Daumen, das linke geben Sie frei. Damit ist ein Atemzyklus beendet.

04

Beim nächsten Atemzyklus bis fünf zählen. Atmen Sie gleichmäßig, rhythmisch und ohne Anstrengung. Bei jedem Zyklus die Dauer verlängern, bis Sie bei acht angekommen sind.

05

Den Ablauf fünf- bis zehnmal wiederholen, mit einem vollständigen Zyklus enden. Zum Schluss schließen Sie die Augen und bringen die Hände in die Gebetsstellung.

01

Atmen Sie bewusst durch die Nase (siehe Seite 18–19). Die Zunge liegt am Gaumen, die Zungenspitze hinter den Zähnen. Die Knie sind leicht gebeugt.

02

Beim Einatmen heben Sie die Arme langsam an. Die Handgelenke führen die Bewegung. Am Ende der Einatmung befinden sich die Handgelenke auf Schulterhöhe. Beim Ausatmen senken Sie die Arme langsam wieder.

03

Wiederholen Sie diesen Ablauf einige Atemzüge lang. Beim Einatmen die Arme heben, beim Ausatmen auf Bauchhöhe sinken lassen. Die Handgelenke führen die Bewegung.

ABLENKUNGEN WIDERSTEHEN

Wenn Sie sich schlecht konzentrieren können, versuchen Sie mit dieser einfachen Übung, Ihre Aufmerksamkeit auf den Moment zu richten und unerwünschte Ablenkungen auszublenden. Bei regelmäßiger Praxis können Sie durch diese Übung, die aus dem chinesischen Tao Yin stammt, einen tiefen, meditativen Zustand erreichen.

04

Nun strecken Sie beim Einatmen und Heben der Arme langsam die Knie durch. Beim Ausatmen und Senken der Arme werden sie wieder gebeugt. Konzentrieren Sie sich ganz auf den gleichmäßigen Rhythmus von Armen, Beinen und Atmung. Atemzüge und Bewegungen sollen synchron verlaufen.

05

Bleiben Sie einige Minuten bei dieser Übung. Am Ende heben Sie die Hände langsam in die Gebetsposition, um das Gleichgewicht zu spüren und die Übung abzuschließen.

GUT ZU WISSEN

NUTZEN Harmonisierung von Körper und Geist, Selbstzentrierung

ZEIT 5 Minuten oder so lange wie möglich

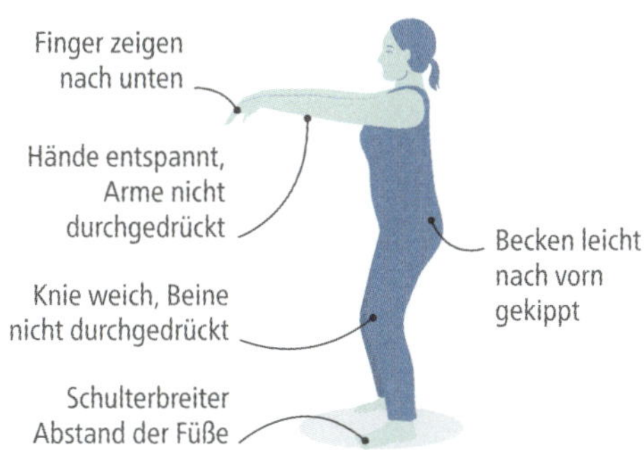

STÖRENDE GEDANKEN AUFLÖSEN

Diese Übung mit zwei kurzen Einatmungen durch die Nase und einer langen Ausatmung durch den Mund kann helfen, störende Gedanken oder Verhaltensweisen abzulegen. Nach einem Schreck kann sie dazu beitragen, dass das Adrenalin schneller abgebaut wird. Außerdem eignet sie sich für Menschen, denen es schwerfällt, beim Meditieren still zu sitzen.

GUT ZU WISSEN

NUTZEN Verringert hartnäckiges Grübeln, obsessive Gewohnheiten und Heißhungerattacken; erdet und stärkt die Handlungsfähigkeit.

ZEIT 3–6 Durchgänge hintereinander (nicht mehr!)

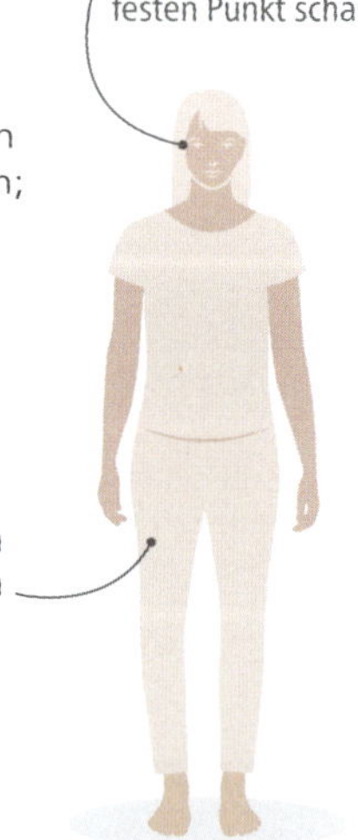

01

Schauen Sie auf einen bestimmten Punkt in Augenhöhe, um den Blick während der Übung zu »verankern«. Atmen Sie drei- bis fünfmal bewusst tief (siehe Seite 18–19).

02

Atmen Sie nun durch die Nase zweimal schnell hintereinander 1 Sekunde lang hörbar ein. Dabei soll der zweite Atemzug tiefer sein als der erste.

03

Atmen Sie kräftig 2 Sekunden lang durch den Mund aus. Stellen Sie sich vor, die eingeatmete Luft findet die unerwünschten Gedanken oder Verhaltensweisen, die ausgeatmete Luft befördert sie aus dem Körper heraus.

04

Diese Abfolge bis zu sechsmal wiederholen. Halten Sie dann inne und spüren Sie in sich hinein. Falls nötig, können bis zu sechs Wiederholungen folgen. Gehen Sie danach im Freien spazieren.

GEFÜHLE BESSER WAHRNEHMEN

Diese Kombination aus Zwerchfellatmung und einfacher Achtsamkeitsübung regt die neuronale Vernetzung zwischen Gehirn und Körper an. Sind diese wichtigen Nervenleitungen durch ein einschneidendes Erlebnis gestört, kann es zu emotionaler Abstumpfung und zur Beeinträchtigung zwischenmenschlicher Beziehungen kommen (siehe auch Seite 84–85 Stress mindern).

GUT ZU WISSEN

NUTZEN Mehr Selbstsicherheit, Zielstrebigkeit, Empathie und Achtsamkeit

ZEIT 5–10 Minuten, gleichmäßig über den Tag verteilt

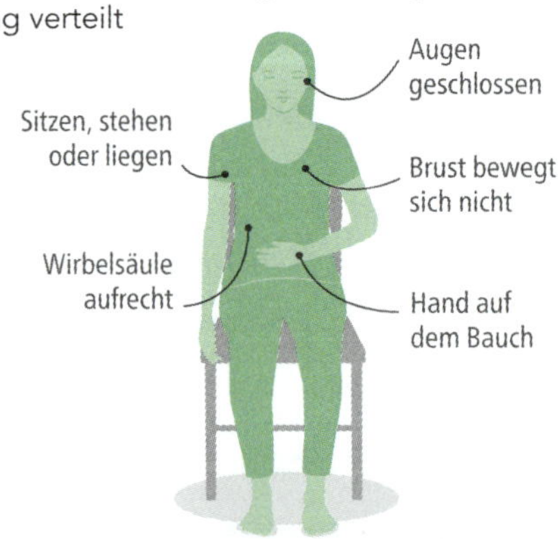

01

Beobachten Sie zuerst Ihre Atmung. Atmen Sie dann langsam durch die Nase ein und aus. Beim Einatmen hebt sich der Bauch (nicht die Brust), beim Ausatmen senkt er sich.

02

Versuchen Sie, doppelt so lange aus- wie einzuatmen (2–4 Sekunden einatmen, 4–8 Sekunden ausatmen). Atmen Sie tief in die Zwerchfellregion, ohne dass die Brust sich bewegt.

03

Spüren Sie beim Wiederholen des Zyklus nach, wie sich Ihr Körper anfühlt. Nehmen Sie die verschiedenen Gefühle, die Ihnen auffallen, eins nach dem anderen an.

04

Nach 5–10 Minuten atmen Sie wieder normal. Bewegen Sie Finger und Zehen, öffnen Sie die Augen und kehren Sie langsam wieder in den Tag zurück.

05

Alternativ können Sie durch die Nase einatmen und beim Ausatmen die Lippen schürzen, als ob Sie durch einen Strohhalm trinken. Probieren Sie aus, welche Variante Ihnen mehr zusagt.

01

Bei dieser Übung ist wichtig, dass Sie nicht gestört werden. Atmen Sie bewusst und achten Sie darauf, wie sich Ihr Körper anfühlt.

02

Beginnen Sie mit einem einfachen Atemmuster, etwa der bewussten verbundenen Atmung (siehe Seite 18–19) oder der Meeresatmung (siehe Seite 36–37). Ruhig und fließend atmen.

03

Streichen Sie nun mit den Fingerspitzen einer Hand sanft und langsam über die andere Hand und den Unterarm. Spüren Sie dem Gefühl, das sich dabei einstellt, intensiv nach.

EIGENLIEBE PFLEGEN

Wer sich selbst wertschätzt, fühlt sich komplett und geerdet. Fehlt die Eigenliebe, versuchen wir, das Bedürfnis danach durch Aktivitäten oder andere Menschen zu befriedigen. Doch eigentlich geht es um uns selbst. Diese Übung kann, wenn sie regelmäßig ausgeführt wird, helfen, die Akkus aufzuladen und sich belebt und gestärkt zu fühlen.

04

Nach 90 Sekunden wechseln Sie die Hände und bleiben weitere 90 Sekunden bei der Übung. Konzentrieren Sie sich dann langsam wieder auf die Atmung, öffnen die Augen und werden sich Ihrer Umgebung bewusst.

05

Fühlen Sie sich jetzt weicher und einfühlsamer – oder härter wie in einer Rüstung? Welche Erfahrung Sie auch gemacht haben, nehmen Sie alles an, was Sie wahrnehmen.

GUT ZU WISSEN

NUTZEN Selbstakzeptanz, weniger schlechte Gewohnheiten, Vertrauen, Selbstvertrauen, Zufriedenheit

ZEIT Bis zu 3 Minuten, nach Bedarf

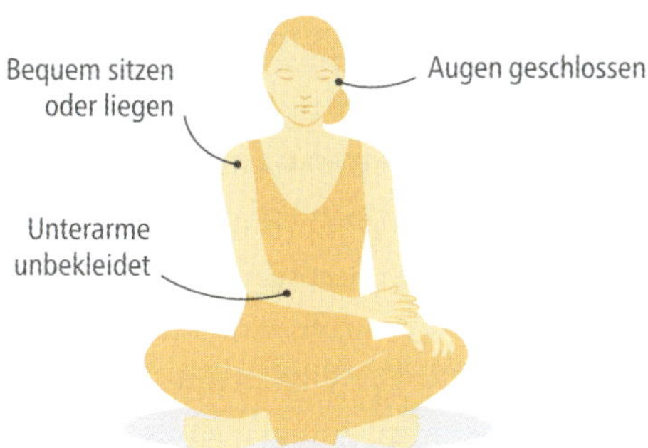

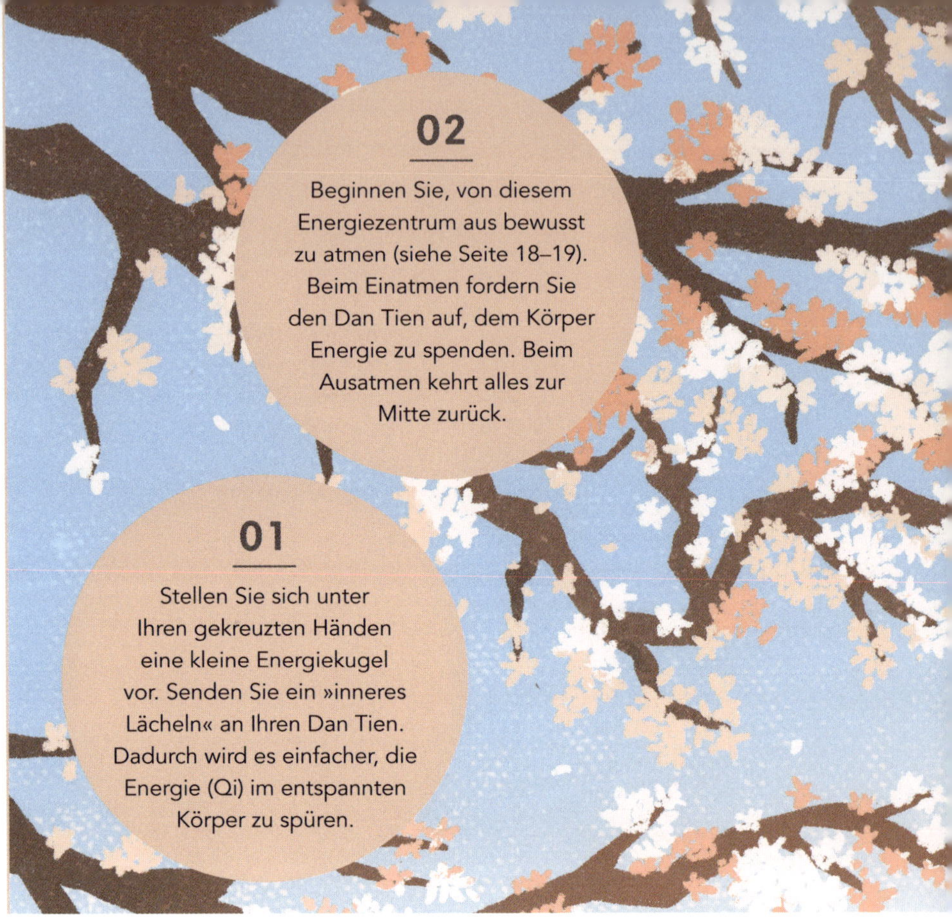

01

Stellen Sie sich unter Ihren gekreuzten Händen eine kleine Energiekugel vor. Senden Sie ein »inneres Lächeln« an Ihren Dan Tien. Dadurch wird es einfacher, die Energie (Qi) im entspannten Körper zu spüren.

02

Beginnen Sie, von diesem Energiezentrum aus bewusst zu atmen (siehe Seite 18–19). Beim Einatmen fordern Sie den Dan Tien auf, dem Körper Energie zu spenden. Beim Ausatmen kehrt alles zur Mitte zurück.

MITGEFÜHL AKTIVIEREN

Den Lehren des Tao Yin zufolge bildet der untere Dan Tien, der sich knapp unterhalb des Bauchnabels befindet, das Energiezentrum des Körpers. Wer ihn durch bewusste Atmung öffnet, kann sein Mitgefühl oder Einfühlungsvermögen aktivieren, seine Ausdauer und Willenskraft stärken und seine Gesundheit insgesamt verbessern.

03

Beim Einatmen vermehrt sich das Qi, beim Ausatmen kehrt es zum Dan Tien zurück. Vielleicht haben Sie das Gefühl, dass sich Ihr ganzer Körper beim Ein- und Ausatmen weitet und enger wird.

04

Wenn Sie bereit sind, nehmen Sie einige tiefere Atemzüge. Vor allem das Ausatmen wird verlängert, um die Energie wieder zum Zentrum zu lenken. Danken Sie abschließend den Energien, mit denen Sie gearbeitet haben.

GUT ZU WISSEN

NUTZEN Konzentration, Energie oder Willenskraft; erdet, belebt, stärkt, stabilisiert und fördert die Gesundheit

ZEIT 3 Minuten oder so lange, wie Sie Ihr Bewusstsein auf die Übung richten können.

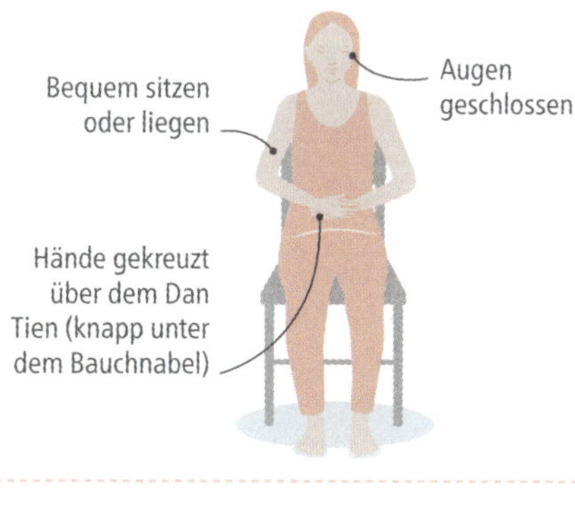

IN DEN KÖRPER HINEINSPÜREN

Viele Menschen sind so sehr mit geistigen Aktivitäten, Denken und Problemlösen beschäftigt, dass ihnen darüber das Körpergefühl abhanden kommt. Diese Übung hilft Ihnen, die Erdung wiederzufinden, sich sicherer und stabiler zu fühlen. Nehmen Sie das Zählen der Atemzüge nicht zu genau, achten Sie mehr darauf, was sich für Sie richtig anfühlt.

GUT ZU WISSEN

NUTZEN Verbessert geistige und körperliche Stabilität und Entschlusskraft, wirkt erdend.

ZEIT 3–5 Minuten oder so lange wie nötig

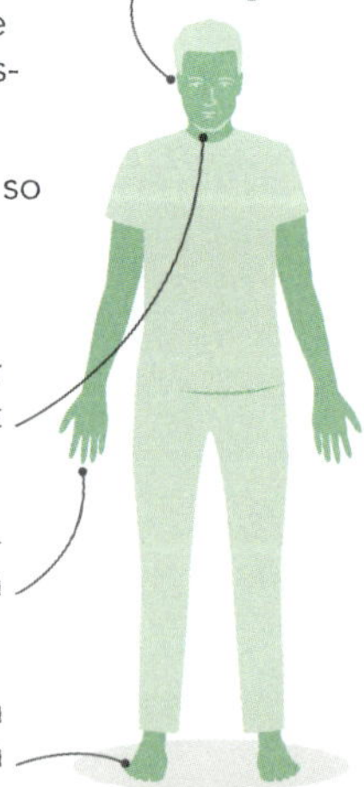

01

Stehen Sie aufrecht, am besten mit Blick in die Natur. Richten Sie die Augen auf einen Punkt in der Ferne. Um Ihre innere Anspannung zu lösen, rollen Sie die Schultern nach hinten.

02

Atmen Sie drei- bis fünfmal langsam durch die Nase ein und durch den Mund, begleitet von einem leisen Seufzer, aus. Achten Sie darauf, wie sich Ihre Brust dabei weitet.

03

Atmen Sie gleichmäßig durch die Nase ein und durch den Mund aus. Richten Sie Ihre Aufmerksamkeit auf Ihren Körper. Lassen Sie Anspannung im Bauch bewusst los. Der Bauch sollte sich weich anfühlen und leicht wölben.

04

Bei den nächsten Atemzügen konzentrieren Sie sich auf Ihr Becken, das den Rumpf trägt und im Gleichgewicht hält. Stellen Sie sich vor, von dort reichen Ihre »Wurzeln« bis in die Erde hinein, sie geben Ihnen Halt. Spüren Sie dieser Verwurzelung in Beinen und Füßen nach.

05

Wenn Sie sich in Ihrem Körper geerdet fühlen, atmen Sie normal weiter. Genießen Sie dieses Gefühl. Nehmen Sie sich Zeit, bevor Sie diese Übung mit einer Geste abschließen (siehe Seite 15).

01

Finden Sie an einem ungestörten Platz in einem Park oder Garten einen jungen Baum. Stellen Sie sich barfuß hin, möglichst unterhalb der Baumkrone.

02

Legen Sie die Handflächen zusammen. Atmen Sie durch die Nase und beobachten Sie, wie der Atem kommt und geht. Öffnen Sie die Augen und gehen Sie auf den Baum zu.

03

Lassen Sie die Arme entspannt hängen, die Handflächen zeigen zum Baum. Erspüren Sie Gegenwart und Energie des Baums. Strecken Sie beim nächsten Einatmen die Arme zum Himmel.

DEPRESSIONEN LINDERN

Bewusstes Atmen und Aufenthalte in der Natur können nachweislich depressive Verstimmungen lindern und sogar eine Behandlung mit Medikamenten überflüssig machen. Diese Qigong-Übung basiert auf Energieaustausch mit einem Baum. Sie erinnert daran, dass wir Teil der Natur sind und dass der Aufenthalt darin uns helfen kann, wieder ins Gleichgewicht zu kommen.

04

Stellen Sie sich vor, Ihr Atem leitet Energie aus der Erde durch Ihren ganzen Körper bis in die Baumkrone über Ihnen. Atmen Sie durch den Mund aus und senken Sie die Arme. Stellen Sie sich vor, dass die Energie dabei durch den Baum wieder in die Erde zurückfließt.

05

Schritt 3–4 wiederholen. Beim Einatmen ziehen Sie Energie aus der Erde, beim Ausatmen geben Sie sie durch den Baum zurück. Nach 20 Wiederholungen beenden Sie die Übung, indem Sie sich dankend vor dem Baum und der Erde verneigen.

GUT ZU WISSEN

NUTZEN Optimismus, Hoffnung, mehr Energie, Kreativität und Begeisterungsfähigkeit

ZEIT Fortlaufend über einen mittleren bis längeren Zeitraum, täglich nach Bedarf.

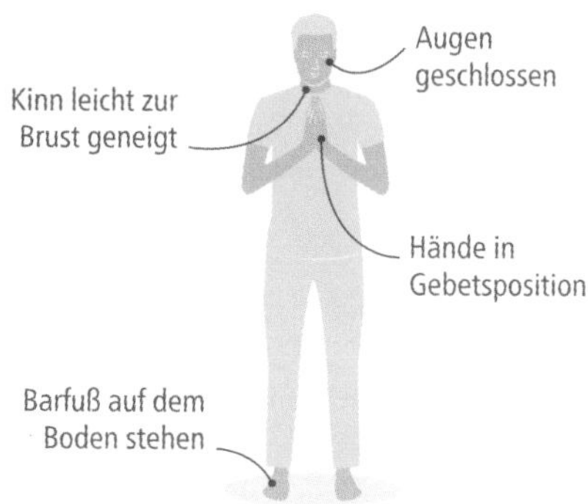

ÄNGSTE ÜBERWINDEN

20 bewusste verbundene Atemzüge können Körper und Geist wieder in Einklang bringen. Sie helfen Ihnen dabei, Abstand zu Gefühlen wie Ungewissheit, Verunsicherung oder Panik zu gewinnen. Stellen Sie sich vor, Angst auszuatmen und beim Einatmen Frieden und Sicherheit aufzunehmen. Dadurch verlieren negative Denkmuster und belastende Gefühle ihr Gewicht.

01

Entscheiden Sie, wie stark das Angstgefühl gerade jetzt ist. Auf einer Skala von 1 bis 10 entspricht 1 einem kleinen Problem, während de Wert 10 für sehr gravierende Ängste steht.

02

Atmen Sie viermal ohne Pause durch die Nase ein und aus. Der fünfte Atemzug fällt länger aus und wird stärker betont. Damit ist ein Atemzyklus abgeschlossen.

GUT ZU WISSEN

NUTZEN Erleichterung, Selbstvertrauen, Energie aus der Mitte, konzentriertes Denken, geistige Klarheit, Verjüngung, Gefühl persönlicher Stärkung

ZEIT 1–3 Minuten, bei Bedarf mehrmals am Tag

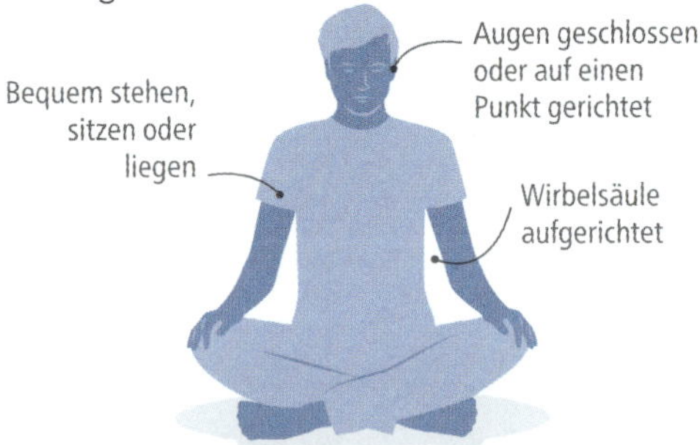

03

Wiederholen Sie diesen Zyklus aus fünf Atemzügen noch dreimal. Insgesamt sollen es also 20 verbundene Atemzüge werden. Nehmen Sie beim Zählen ruhig Ihre Finger zu Hilfe.

04

Nach den 20 Atemzügen horchen Sie in sich hinein und bewerten Ihr Angstgefühl erneut. Wenn es noch immer stark ist, schließen Sie einen weiteren Atemzyklus an.

05

Wiederholen Sie die Übung, bis sich die Angst erträglicher anfühlt. Danach kehren Sie langsam wieder zur normalen Atmung zurück.

DAS SELBST-WERTGEFÜHL STÄRKEN

Durch die verbundene Mundatmung wirkt diese Übung direkt auf den Solarplexus. Er gilt als inneres »Sonnenzentrum« und steht mit Energien wie Selbstvertrauen, Durchsetzungsvermögen, Eigenständigkeit und Willenskraft in Zusammenhang. Die Übung stärkt die Lebensfreude und lindert die negativen Effekte eines geringen Selbstwertgefühls.

02

Lassen Sie beim Ausatmen den Körper auf den Ball sinken. Spüren Sie beim Einatmen, wie der Druck Ihres Brustkorbs auf den Ball nachlässt.

01

Nehmen Sie Ihre Atmung bewusst wahr. Entspannen Sie Ihren Unterkiefer und öffne Sie den Mund leicht, um den Rachenbereich zu lösen. Atmen Sie ruhig im eigenen Tempo durch den Mund ein und aus.

GUT ZU WISSEN

NUTZEN Mehr Selbstvertrauen, Antrieb, Ehrgeiz, Perspektive und Klarheit

ZEIT Täglich nach Bedarf ausführen

REQUISITEN Kleiner, weicher Antistress-Ball (oder ein Paar aufgerollte Socken)

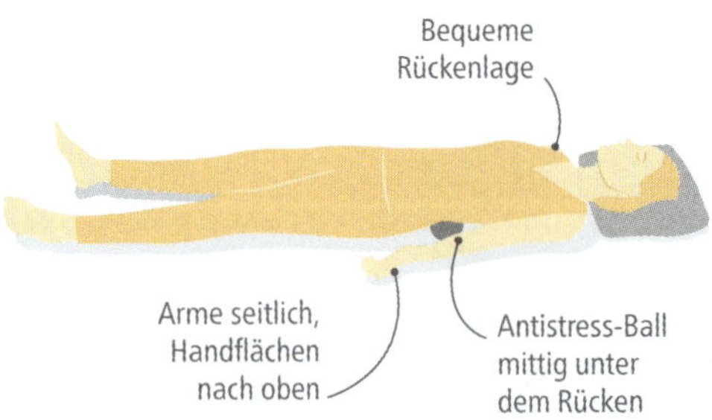

03

Stoßen Sie beim Ausatmen einen hörbaren Seufzer aus. Probieren Sie selbst, welches Geräusch Sie als befreiend empfinden. Beim Ausatmen legen Sie bewusst Ihre Hemmungen ab, genießen Sie dabei durch das Geräusch Ihre Kraft.

04

Nach 3–5 Minuten nehmen Sie den Ball weg, drehen sich in Bauchlage und legen den Ball unter die untere Spitze des Brustbeins oberhalb des Bauchnabels. Die Stirn liegt auf den Händen.

05

Lassen Sie Ihr Gewicht sinken und spüren Sie beim Atmen wieder dem Druck auf dem Ball nach. Drücken Sie 3–5 Minuten lang beim Einatmen auf den Ball und seufzen Sie beim Ausatmen. Danach atmen Sie wieder normal und setzen sich langsam auf.

DIE EIGENE STIMME FINDEN

Durch regelmäßiges bewusstes Atmen mit Geräuschen können Sie das Vertrauen in den eigenen stimmlichen Ausdruck stärken. Blockaden im Hals, dem Sitz der Stimme, können bewirken, dass sich Worte schwer finden lassen oder es schwerfällt, sie auszusprechen. Versuchen Sie, den Klang im ganzen Körper zu erzeugen, nicht nur im Hals.

GUT ZU WISSEN

NUTZEN Öffnet und entspannt den Hals; bessere Ausdrucksfähigkeit, vor allem in Bezug auf Gedanken und Gefühle.

ZEIT 5–10 Minuten oder so lange wie nötig

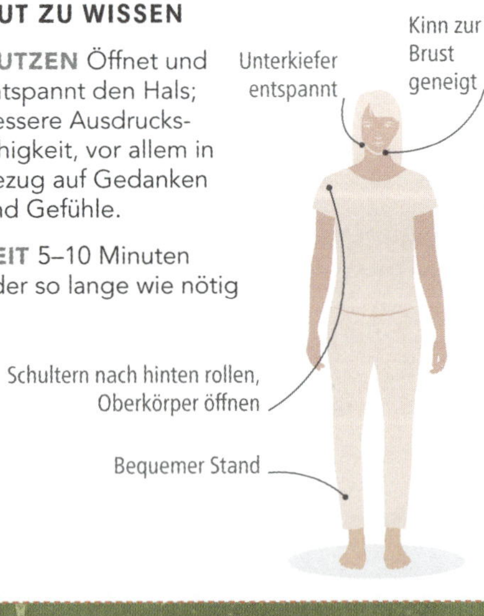

01

Finden Sie einen passenden Ort für sich und beginnen Sie mit bewusster verbundener Mundatmung (siehe Seite 18–19). Tief in den Bauch einatmen, mit einem »Äääää« ausatmen.

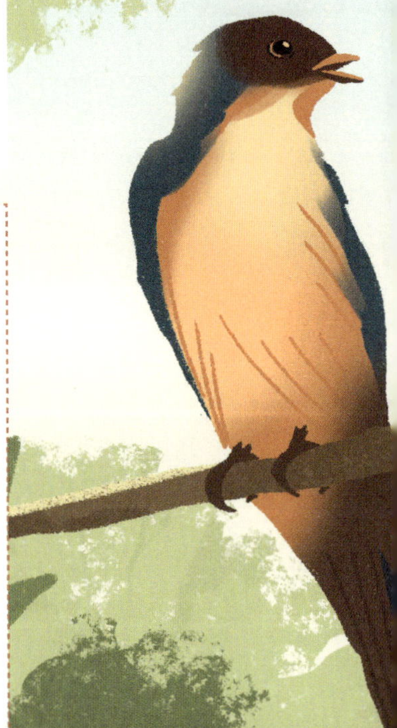

02

Atmen Sie möglichst lange aus, aber ohne sich dabei anzustrengen. Bei den nächsten vier Atemzügen artikulieren Sie jeweils beim Ausatmen einen anderen Laut: »Iiii«, »Aaaa«, »Oooo« und zuletzt »Uuuu«.

03

Atmen Sie weiter bewusst und sprechen Sie dabei selbstbewusst einfache Aussagen aus, etwa »Ja!« oder »Nein!«. Jedes Wort wird mehrmals ausgesprochen, dann erst folgt das nächste. Klingt es schwach, senken Sie die Stimme.

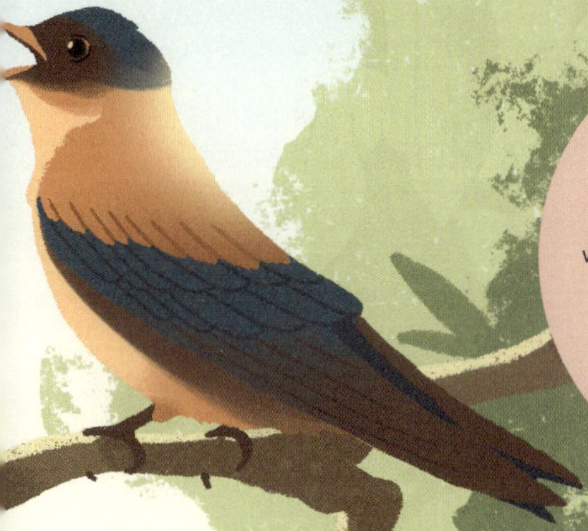

04

Singen, sprechen oder atmen Sie eine affirmative Aussage wie »Ich bin bereit, mich zu öffnen und meine Wahrheit authentisch auszusprechen« oder »Meine Stimme ist für mich und andere angenehm«.

05

Wenn Sie zum Ende kommen möchten, schließen Sie die Übung bewusst mit einer einfachen Geste ab (siehe Seite 15).

ZORN LOSLASSEN

Es ist nicht gesund, Wut und andere Emotionen zu unterdrücken. Zorn etwa hat übrigens auch positive Aspekte: Er weckt Leidenschaft, motiviert und macht produktiv. Wenn Sie sich von ihm überrollt fühlen, finden Sie mit dieser einfachen Atemübung Zugang zu Ihrem »inneren Feuer«. Sie können die Energie herauslassen und fühlen sich danach wieder entspannt und ausgeglichen.

GUT ZU WISSEN

NUTZEN Ausgeglichenheit, Energie, Konzentration, Klarheit, Antrieb, Entschlusskraft und Ehrgeiz

ZEIT 10–15 Minuten oder so lange wie nötig, eventuell mehrmals üben

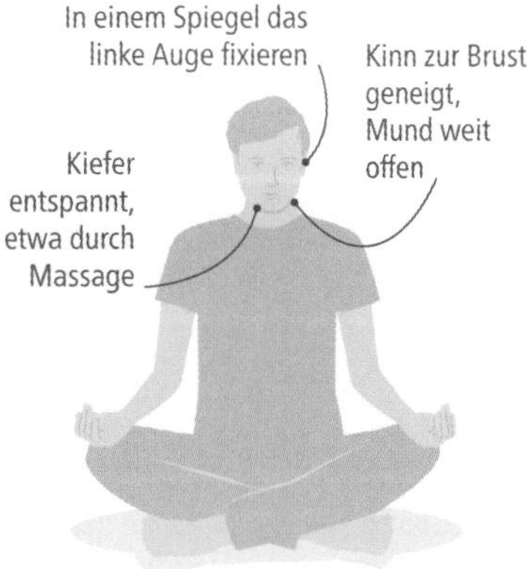
In einem Spiegel das linke Auge fixieren
Kinn zur Brust geneigt, Mund weit offen
Kiefer entspannt, etwa durch Massage

01

Atmen Sie an einem ruhigen, ungestörten Platz tief und ohne Pause. Verstärken Sie Ihre Ausatmung, indem Sie ein leises »Ha!« artikulieren. Denken Sie dabei daran, was Ihre Verärgerung ausgelöst hat.

02

Spüren Sie den Zorn und lassen Sie ihn dann mit dem Ausatmen entweichen. Sie können Ihre Gefühle beim Ausatmen auch aussprechen. Wenn sich Anspannung einstellt, atmen Sie langsam durch die Nase. Halten Sie Blickkontakt zum Spiegel.

03

Nach einer Weile spüren Sie, wie der Zorn abklingt. Atmen Sie normal und legen Sie die Hände zusammen, um die Übung bewusst abzuschließen.

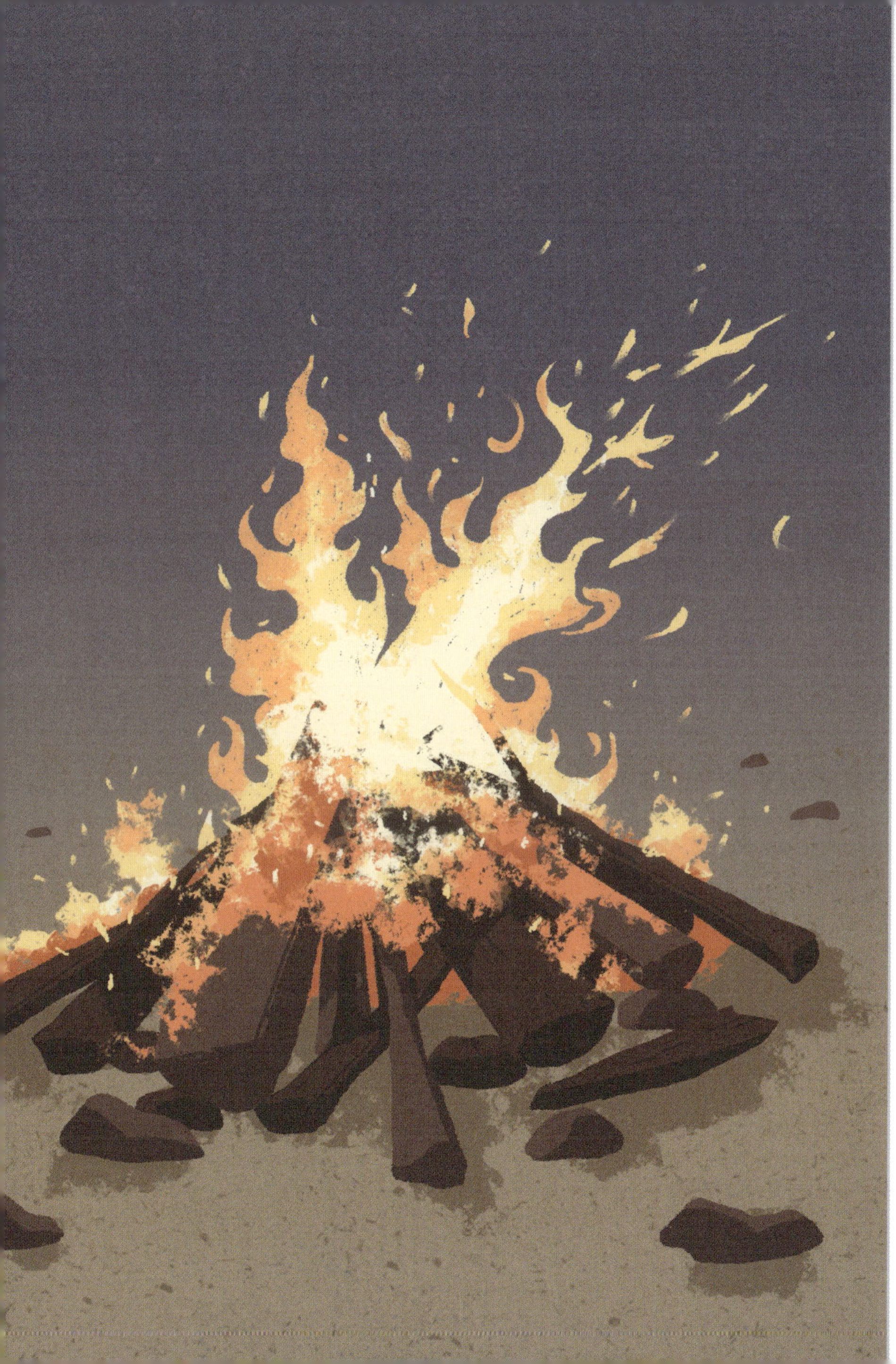

SCHULDGEFÜHLE ABLEGEN

Diese integrative Atemübung dient dazu, negative Energie bewusst aus dem Körper auszuatmen, um lang gehegte Vorurteile sowie Schuld- und Schamgefühle abzulegen. Längeres Üben hilft, die eigene Lebenseinstellung zu verbessern und Chancen wahrzunehmen, andererseits Schuldgefühle, Selbstherabsetzung und kritische Grübeleien zu vermeiden.

GUT ZU WISSEN

NUTZEN Neutrale, urteilsfreie Sicht auf sich und andere; Flexibilität

ZEIT So lange wie nötig

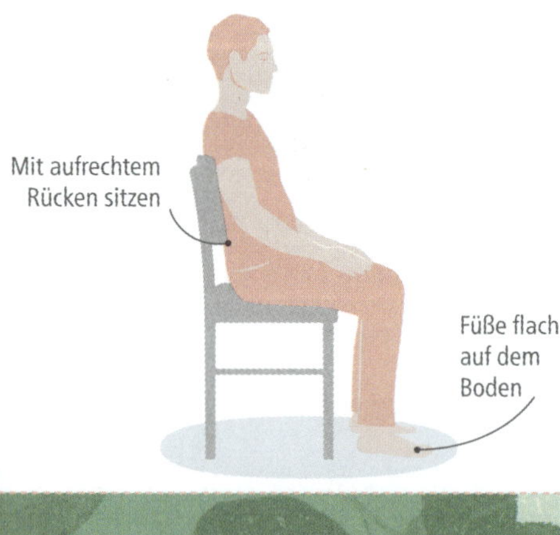

01

Wenn sich Ihr innerer Kritiker zu Wort meldet, setzen Sie sich bequem hin und nehmen einige bewusste verbundene Atemzüge (siehe Seite 18–19). Spüren Sie in Ihren Körper hinein.

02

Achten Sie darauf, wo sich Ihr Körper steif und verspannt anfühlt. Richten Sie Ihren Atem auf diese Stellen und verstärken Sie die Wirkung durch tiefere Atemzüge.

03

Schicken Sie mit Ihrem Atem liebevolle Akzeptanz in die Bereiche. Was würde der betreffende Körperteil sagen, wenn er eine Stimme hätte? Sprechen Sie aus, was Ihnen dazu einfällt.

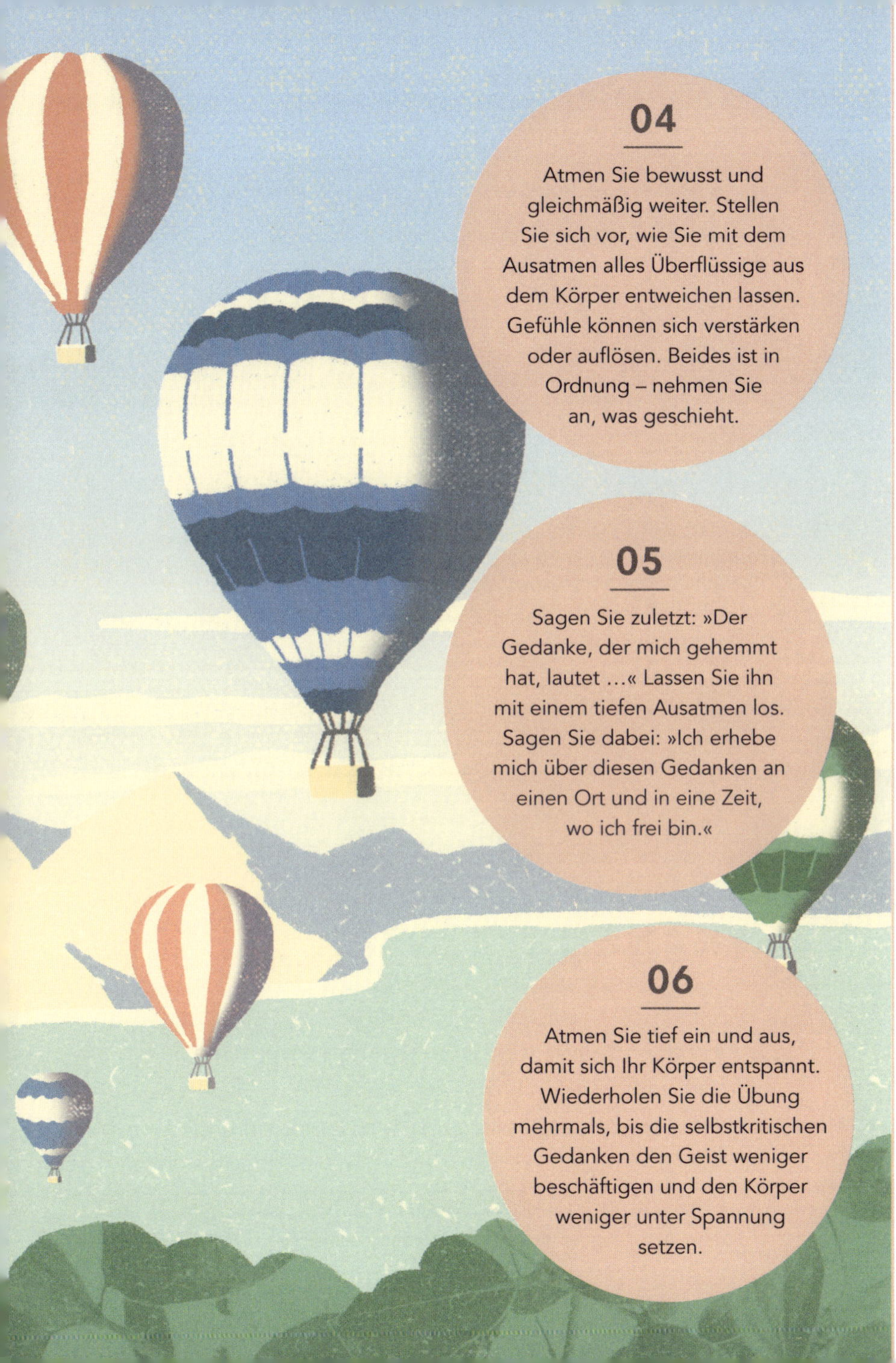

04

Atmen Sie bewusst und gleichmäßig weiter. Stellen Sie sich vor, wie Sie mit dem Ausatmen alles Überflüssige aus dem Körper entweichen lassen. Gefühle können sich verstärken oder auflösen. Beides ist in Ordnung – nehmen Sie an, was geschieht.

05

Sagen Sie zuletzt: »Der Gedanke, der mich gehemmt hat, lautet …« Lassen Sie ihn mit einem tiefen Ausatmen los. Sagen Sie dabei: »Ich erhebe mich über diesen Gedanken an einen Ort und in eine Zeit, wo ich frei bin.«

06

Atmen Sie tief ein und aus, damit sich Ihr Körper entspannt. Wiederholen Sie die Übung mehrmals, bis die selbstkritischen Gedanken den Geist weniger beschäftigen und den Körper weniger unter Spannung setzen.

01

Beginnen Sie an einem ungestörten Platz mit bewusster verbundener Atmung (siehe Seite 18–19) durch die Nase. Denken Sie an Dinge, die Sie traurig machen. Sie können auch Musik oder einen Film zu Hilfe nehmen.

02

Wenn Sie sich den Tränen nahe fühlen, atmen Sie leicht, aber kurz und rasch durch die Nase ein und aus. So machen Sie Ihren Tränen den Weg frei. Widerstehen Sie dem Impuls, sich anzuspannen.

TRÄNEN FLIESSEN LASSEN

Studien haben belegt, dass ungehemmtes Weinen die Stimmung deutlich verbessern kann. Stressbotenstoffe im Gehirn werden mit den Tränen buchstäblich ausgeschwemmt, traurige Gefühle klingen ab. Werden emotionale Tränen unterdrückt, kann sich das Risiko für Herzkrankheiten und Bluthochdruck erhöhen. Die richtige Atmung hilft, unterdrückte Emotionen herauszulassen.

03

Atmen Sie leicht und lassen Sie zu, dass Ihr Gefühl Sie durchströmt. Blockieren Sie es nicht. Wenn Sie den Atemrhythmus verlieren, versuchen Sie, ihn möglichst schnell wiederzufinden.

04

Wenn Sie spüren, dass die Übung für Sie endet, bringen Sie die Hände in die Gebetshaltung und schließen einen Moment die Augen. Nach dieser Dankbarkeitsgeste kehren Sie zu Ihrem Tagesablauf zurück.

GUT ZU WISSEN

NUTZEN Gefühl der Erleichterung, Klarheit; Beklemmung in der Brust lässt nach

ZEIT 10–15 Minuten oder so lange wie nötig

REQUISITEN Bei Bedarf Musik oder ein Film, der traurige Gefühle weckt.

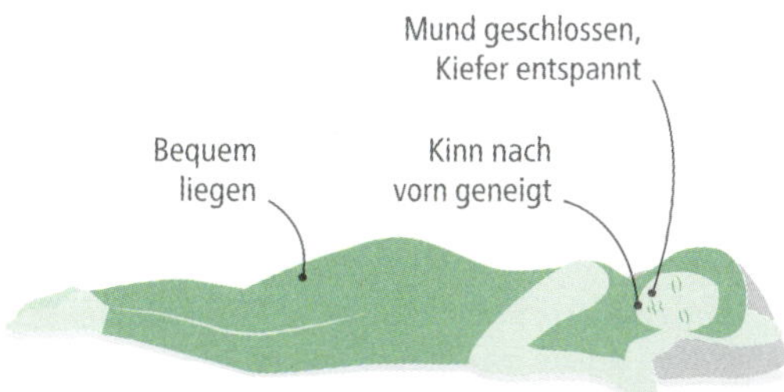

VERSUCHUNGEN WIDERSTEHEN

Wer eine selbstschädigende Gewohnheit ablegen will, kann seinen Geist mit der Atmung weg von solchen Gedanken oder Verhaltensweisen leiten, die zu Langeweile führen, dem Selbstwertgefühl schaden oder die Willenskraft verringern. Langfristig kann eine Gruppe oder ein Therapeut helfen, in schwachen Momenten stark zu bleiben.

GUT ZU WISSEN

NUTZEN Geistige Klarheit, Befreiung von zwanghaften oder selbstschädigenden Gedanken, Selbstdisziplin

ZEIT 5–10 Minuten, so lange wie nötig

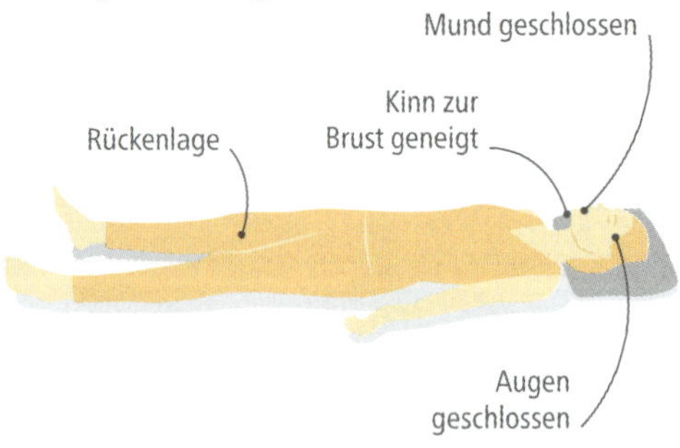

01

Nehmen Sie Ihre Atmung bewusst wahr. Atmen Sie durch die Nase tief ein und aus – direkt in den Bauch und möglichst wenig in die Brust.

02

Wenn die Bauchatmung leicht und angenehm fließt, spannen Sie die Muskeln im rechten Fuß leicht an. Die Spannung über 20 vollständige Atemzüge halten.

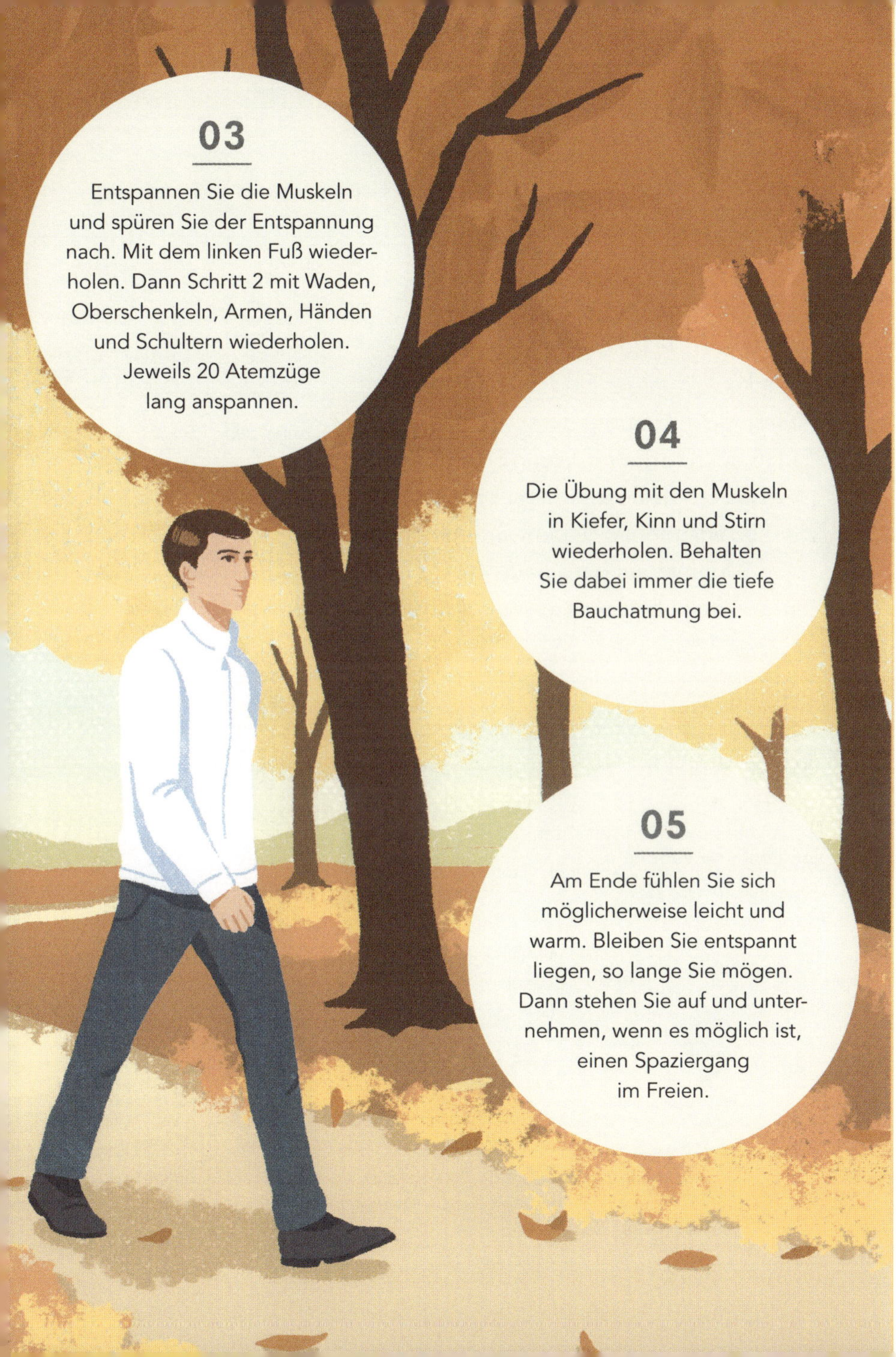

03

Entspannen Sie die Muskeln und spüren Sie der Entspannung nach. Mit dem linken Fuß wiederholen. Dann Schritt 2 mit Waden, Oberschenkeln, Armen, Händen und Schultern wiederholen. Jeweils 20 Atemzüge lang anspannen.

04

Die Übung mit den Muskeln in Kiefer, Kinn und Stirn wiederholen. Behalten Sie dabei immer die tiefe Bauchatmung bei.

05

Am Ende fühlen Sie sich möglicherweise leicht und warm. Bleiben Sie entspannt liegen, so lange Sie mögen. Dann stehen Sie auf und unternehmen, wenn es möglich ist, einen Spaziergang im Freien.

NÄHE ZULASSEN

Ein tiefer Blick in die Augen kann völlig ohne Worte eine enge emotionale Beziehung vertiefen. Besonders hilfreich ist dies, wenn in Paarkonflikten der Eindruck entsteht, Gespräche könnten die vorhandene Kluft noch vertiefen. Wenn Sie dabei zusätzlich bewusst atmen, können Sie einander im gegenwärtigen Moment auf ganz neue Art begegnen.

GUT ZU WISSEN

NUTZEN Hilfreich bei Entfremdung und Konflikten in der Partnerschaft, fördert Intimität und Vertrauen.

ZEIT 10–30 Minuten

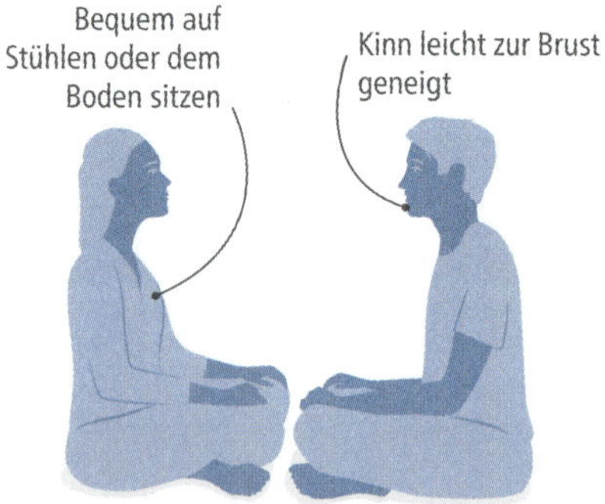

01

Nehmen Sie sich einen Moment Zeit, um Ihre Körper zu spüren. Atmen Sie mit geschlossenen Augen drei- bis fünfmal tief und bewusst (siehe Seite 18–19).

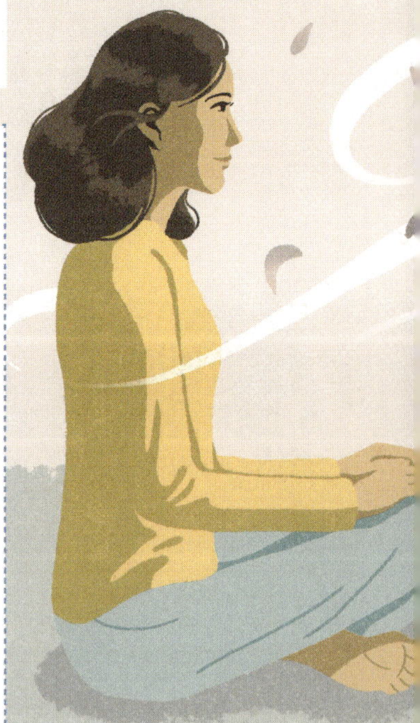

02

Wenn beide bereit sind, richtet jeder seinen Blick auf das linke Auge des Partners. Lassen Sie den Blick weich werden, so als ob Sie eine schöne Naturszene betrachten. Konzentrieren Sie sich auf Ihre Atmung.

03

Atmen Sie fließend und ohne Pause zwischen Ein- und Ausatmung. Sie können nur durch den Mund atmen oder durch die Nase ein und durch den Mund aus.

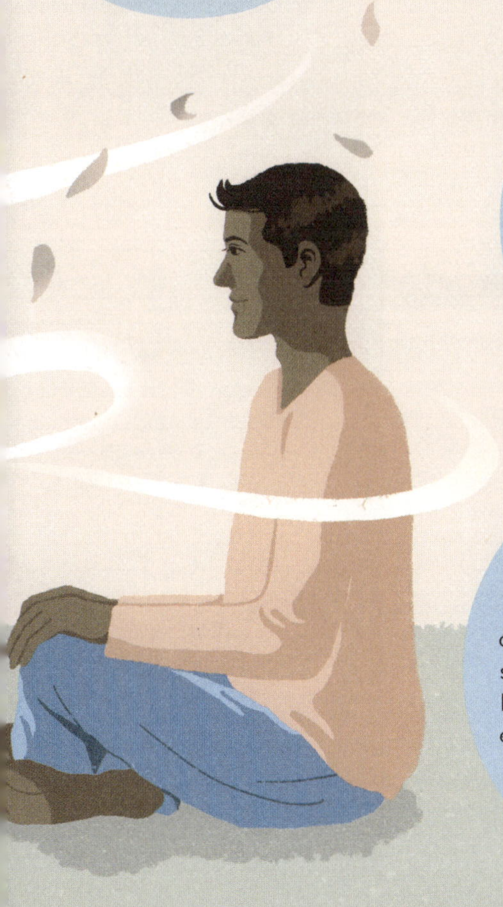

04

Während der Blickkontakt andauert, kann sich Ihre Wahrnehmung des Gegenübers immer wieder verändern. Lassen Sie Ihre Empfindungen zu, ohne sie zu werten.

05

Passen Sie Ihren Atemrhythmus dem Ein- und Ausatmen des Partners an. Spüren Sie nach, wie sich das anfühlt. Atmen Sie so weiter, bis Sie beide das Gefühl haben, dass es genug ist. Beenden Sie die Übung mit einer bewussten Geste, zum Beispiel einer Umarmung.

UNGEDULD ZÜGELN

Diese Übung ist hilfreich, um bei Stress das emotionale Gleichgewicht wiederzufinden – vor allem bei Zeitdruck, wenn Sie auf jemanden warten oder selbst zu spät dran sind. Steht der Körper ständig unter Zeitdruck, schüttet er Flucht- und Kampfhormone aus. Wenn das dauerhaft geschieht, können gesundheitliche Probleme die Folge sein.

GUT ZU WISSEN

NUTZEN Bessere Beziehung zu sich selbst und zu anderen, körperliche und psychische Ruhe

ZEIT 3–5 Minuten

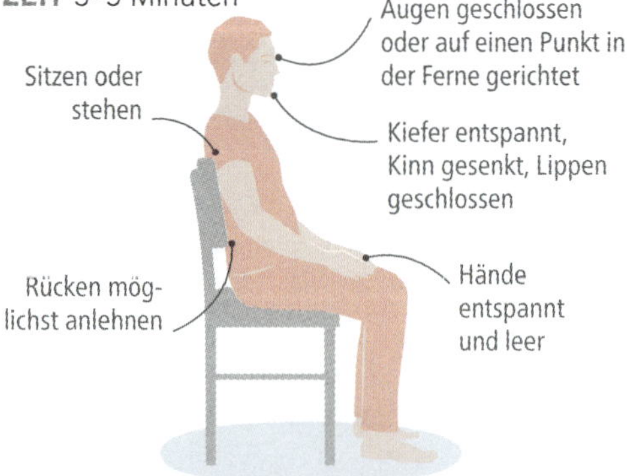

01

Lehnen Sie sich mit dem Rücken im Stehen an eine Wand oder im Sitzen an die Stuhllehne. Nun schließen Sie die Augen oder fixieren einen Punkt. Beobachten Sie bewusst Ihre Atmung.

02

Atmen Sie durch die Nase tief in den Bauch ein. Zählen Sie beim Ein- und Ausatmen jeweils bis zwei. Diesen Schritt noch zweimal wiederholen (insgesamt drei volle Atemzüge).

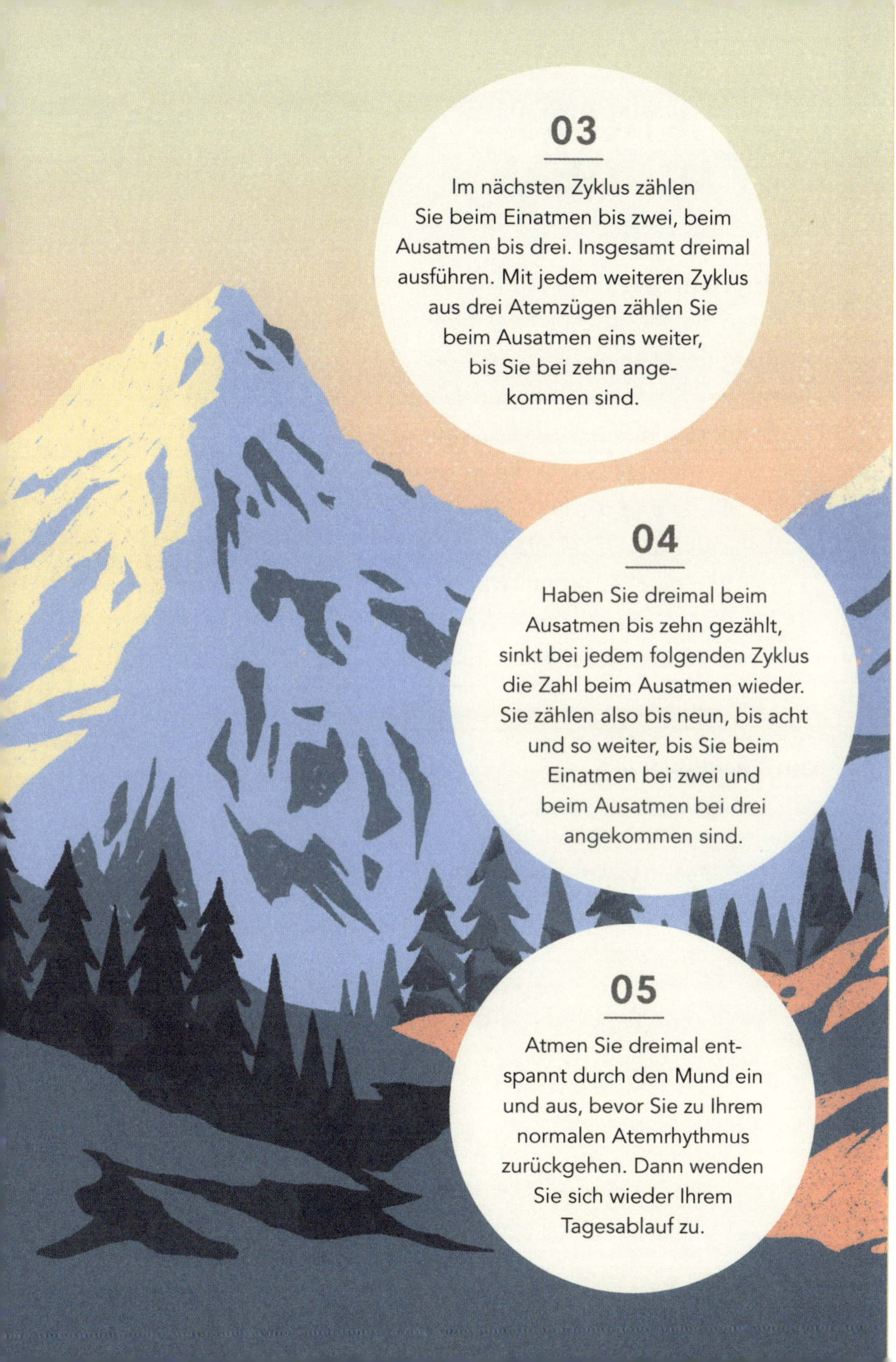

03

Im nächsten Zyklus zählen Sie beim Einatmen bis zwei, beim Ausatmen bis drei. Insgesamt dreimal ausführen. Mit jedem weiteren Zyklus aus drei Atemzügen zählen Sie beim Ausatmen eins weiter, bis Sie bei zehn angekommen sind.

04

Haben Sie dreimal beim Ausatmen bis zehn gezählt, sinkt bei jedem folgenden Zyklus die Zahl beim Ausatmen wieder. Sie zählen also bis neun, bis acht und so weiter, bis Sie beim Einatmen bei zwei und beim Ausatmen bei drei angekommen sind.

05

Atmen Sie dreimal entspannt durch den Mund ein und aus, bevor Sie zu Ihrem normalen Atemrhythmus zurückgehen. Dann wenden Sie sich wieder Ihrem Tagesablauf zu.

STRESS MINDERN

Wenn der Stress überhand nimmt, atmen Sie mit geschürzten Lippen, um wieder in einen gleichmäßigen, gesunden Rhythmus zu finden. Unter Stress spannen sich die Muskeln an, was unvorteilhaft für die inneren Organe ist und das Immunsystem schwächen kann. Durch langes Ausatmen kommen Sie schnell wieder zur Ruhe. Diese Technik eignet sich auch, wenn sich Panik ankündigt.

GUT ZU WISSEN

NUTZEN Mehr körperliche und seelische Stabilität und Sicherheit, bessere Erdung

ZEIT Nach Bedarf, täglich über einen längeren Zeitraum

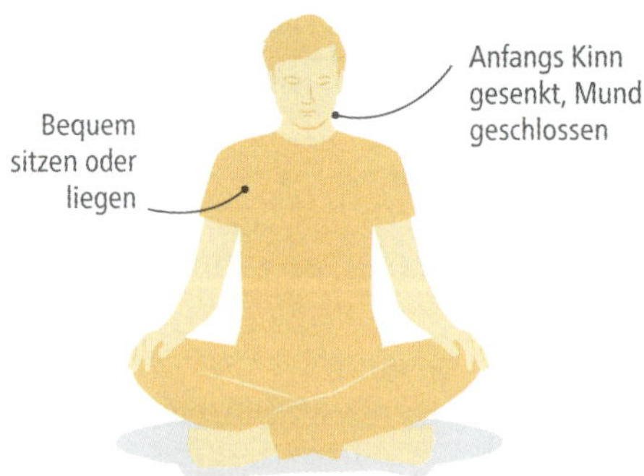

01

Beobachten Sie bewusst Ihre Atmung. Atmen Sie natürlich und entspannen Sie den Körper. Langsam und stetig 3–5 Sekunden lang durch die Nase einatmen.

02

Schürzen Sie die Lippen, als ob Sie pfeifen wollten. Dann atmen Sie langsam und ohne Anstrengung durch die geschürzten Lippen etwa doppelt so lange aus, wie Sie eingeatmet haben.

03

Atmen Sie weiter durch die Nase ein und langsam durch die geschürzten Lippen aus. Wichtig ist, tief in den Bauch und nicht in die Brust zu atmen.

04

Auf diese Weise atmen Sie nun so lange, wie es Ihnen angenehm ist. Wenn Sie die Übung beenden wollen, bewegen Sie sich langsam und bedächtig. Bewegen Sie Ihre Finger und Zehen, um den Körper aufzuwecken.

GEIST

Seit Jahrtausenden wissen immer wieder einige Eingeweihte, wie es gelingen kann, durch bewusste, kontrollierte Atmung besondere Bewusstseinszustände zu erreichen. Inzwischen ist erwiesen, dass der Zugang zum Unterbewussten auf sichere und wirkungsvolle Weise über die Atmung möglich ist, um die Wunder der eigenen Innenwelt kennenzulernen.

KÖRPER, GEIST UND SEELE IN EINKLANG BRINGEN

Diese Übung bringt Ihnen die holografische Atmung näher, bei der mit geschlossenen Lippen durch die Nase geatmet wird. Die Zunge liegt am Gaumen. Beim Einatmen sinkt der Kiefer, beim Ausatmen hebt er sich. So entsteht eine tiefe, meditative Entspannung, die zu spirituellen Einsichten führen kann.

GUT ZU WISSEN

NUTZEN Innere Harmonie und Ausgeglichenheit, Ansprechbarkeit, Zielstrebigkeit und Klarheit

ZEIT Mit 10 Minuten beginnen, langsam steigern

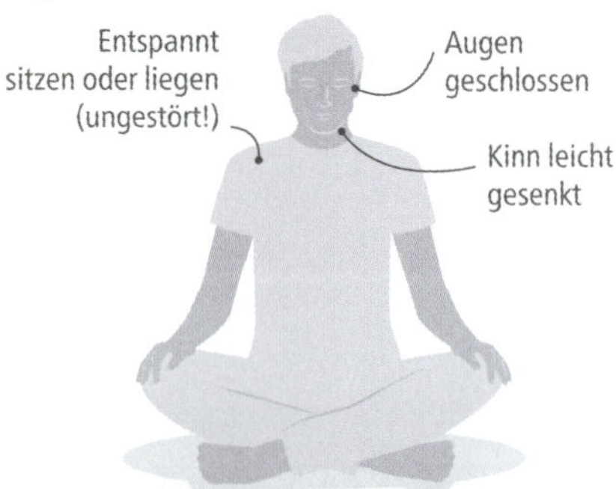
Entspannt sitzen oder liegen (ungestört!)
Augen geschlossen
Kinn leicht gesenkt

01

Sie atmen während der gesamten Übung mit geschlossenen Lippen durch die Nase. Die Oberseite der Zunge liegt am Gaumen.

02

Bewegen Sie mit geschlossenen Lippen den Kiefer entspannt auf und ab, ähnlich wie beim Kauen. Die Bewegung ist klein, sie macht nur etwa zwei Zentimeter aus.

03

Lassen Sie nun die Bewegung langsamer werden und beim Öffnen des Kiefers die Luft durch die Nase hereinströmen. Beim Schließen des Kiefers wieder ausatmen. Die Lippen bleiben geschlossen, die Zunge liegt am Gaumen.

04

Wenn Sie sich bereit fühlen, konzentrieren Sie sich auf die Atmung. Beim Einatmen durch die Nase den Kiefer entspannt sinken lassen, beim Ausatmen ohne Anstrengung heben. Bleiben Sie dabei entspannt.

05

Beim Ausatmen können sich die Zähne leicht berühren, müssen es aber nicht. Nach einer Weile lassen Sie den ganzen Körper atmen, der Kiefer folgt nach. Wenn Sie bereit sind, kommen Sie langsam aus der Meditation zurück.

PSYCHISCHE FÄHIGKEITEN FÖRDERN

Intuition und psychische Fähigkeiten sind mit unserer Beziehung zur Natur und zu höheren Mächten verbunden. Durch die holografische Atmung, bei der Kopf und Körper einbezogen werden, lässt sie sich vertiefen. Mit dieser Meditation können Sie das Feingefühl entwickeln, das für intuitive Einsichten erforderlich ist.

GUT ZU WISSEN

NUTZEN Stärkt Empathie, Feinfühligkeit, Einsicht und Intuition

ZEIT Mit 5–10 Minuten beginnen und langsam steigern

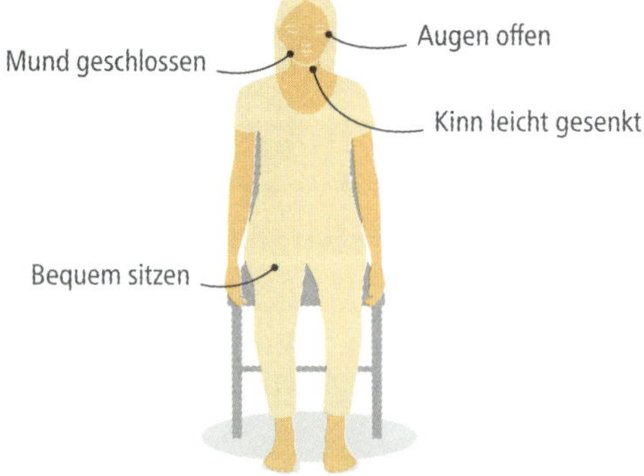

01

Beginnen Sie langsam mit der holografischen Atmung (siehe Seite 88–89). Spüren Sie, wie die Atmung den ganzen Körper öffnet und schließt und wie sich der Kiefer leicht bewegt.

02

Achten Sie darauf, ob Sie beim Atmen auch in Ihrem Gesicht und Ihrem Kopf ein Öffnen und Schließen spüren. Nehmen Sie sich dafür möglichst etwas Zeit.

03

Spüren Sie der Bewegung des Atems im ganzen Körper nach: in Armen, Beinen, Gesicht und Kopf. Alles öffnet sich beim Einatmen und schließt sich beim Ausatmen. Der Kiefer folgt diesem Rhythmus. Nehmen Sie sich auch dafür Zeit.

04

Können Sie spüren, wie die Erde auf ganz eigene Weise mit Ihnen atmet? Ebenso das Universum und die höheren Mächte? Nehmen Sie sich Zeit, um zu atmen und mit allem, was ist, in Beziehung zu treten.

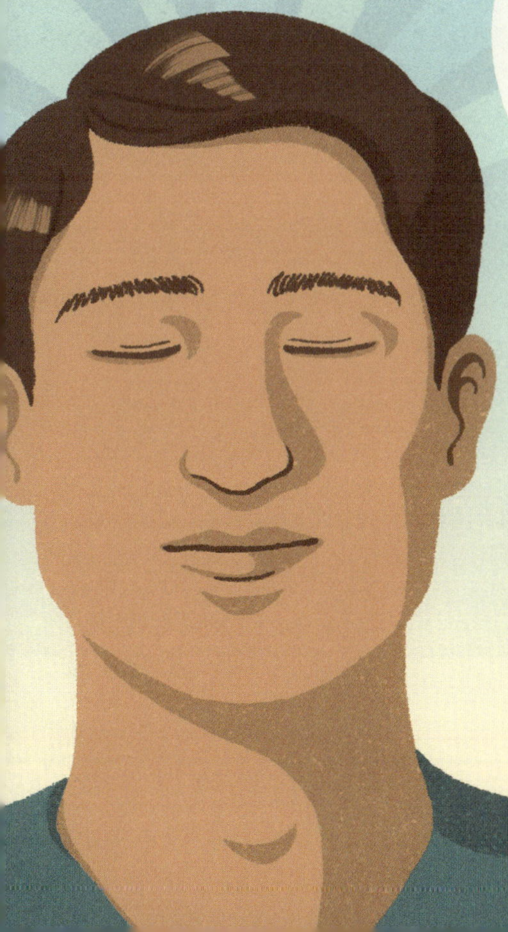

05

Wenn Sie diese Übung beenden wollen, danken Sie der Erde und den höheren Mächten. Atmen Sie eine Weile ruhig, ehe Sie zurückkehren.

ENTFREMDUNG ABBAUEN

Das Gefühl der Entfremdung ist sehr komplex. Es kann durch körperliche oder emotionale Distanz oder durch innere Konflikte ausgelöst werden. Bei dieser Übung wird bewusste Atmung mit Techniken des neurolinguistischen Programmierens (NLP) kombiniert. Sie kann hilfreich sein, um die Belastung durch innere oder äußere Entfremdung abzumildern.

GUT ZU WISSEN

NUTZEN Bessere Integration und Harmonie mit anderen, Gefühl von Ansprechbarkeit und Akzeptanz

ZEIT 5–10 Minuten

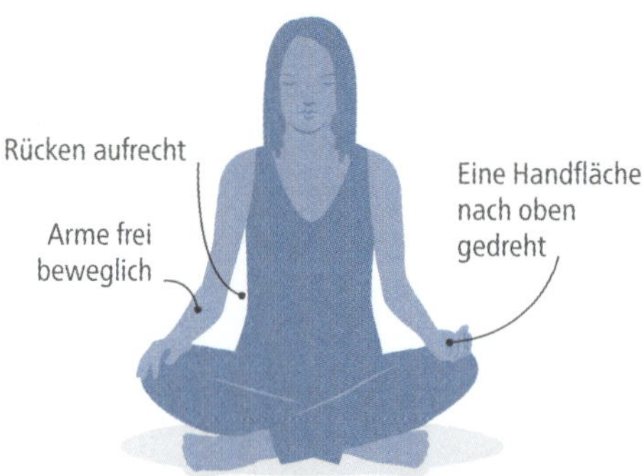
Rücken aufrecht
Arme frei beweglich
Eine Handfläche nach oben gedreht

01

Beobachten Sie Ihre Atmung und wechseln Sie dann zu langsamer, bewusster verbundener Atmung (siehe Seite 18–19) durch die Nase. Konzentrieren Sie sich auf die zwei Anteile Ihrer Entfremdung.

02

Atmen Sie rhythmisch, sanft und ohne Pause. Laden Sie einen der beiden Anteile in Ihre nach oben gedrehte Handfläche ein, den anderen in Ihre andere Handfläche.

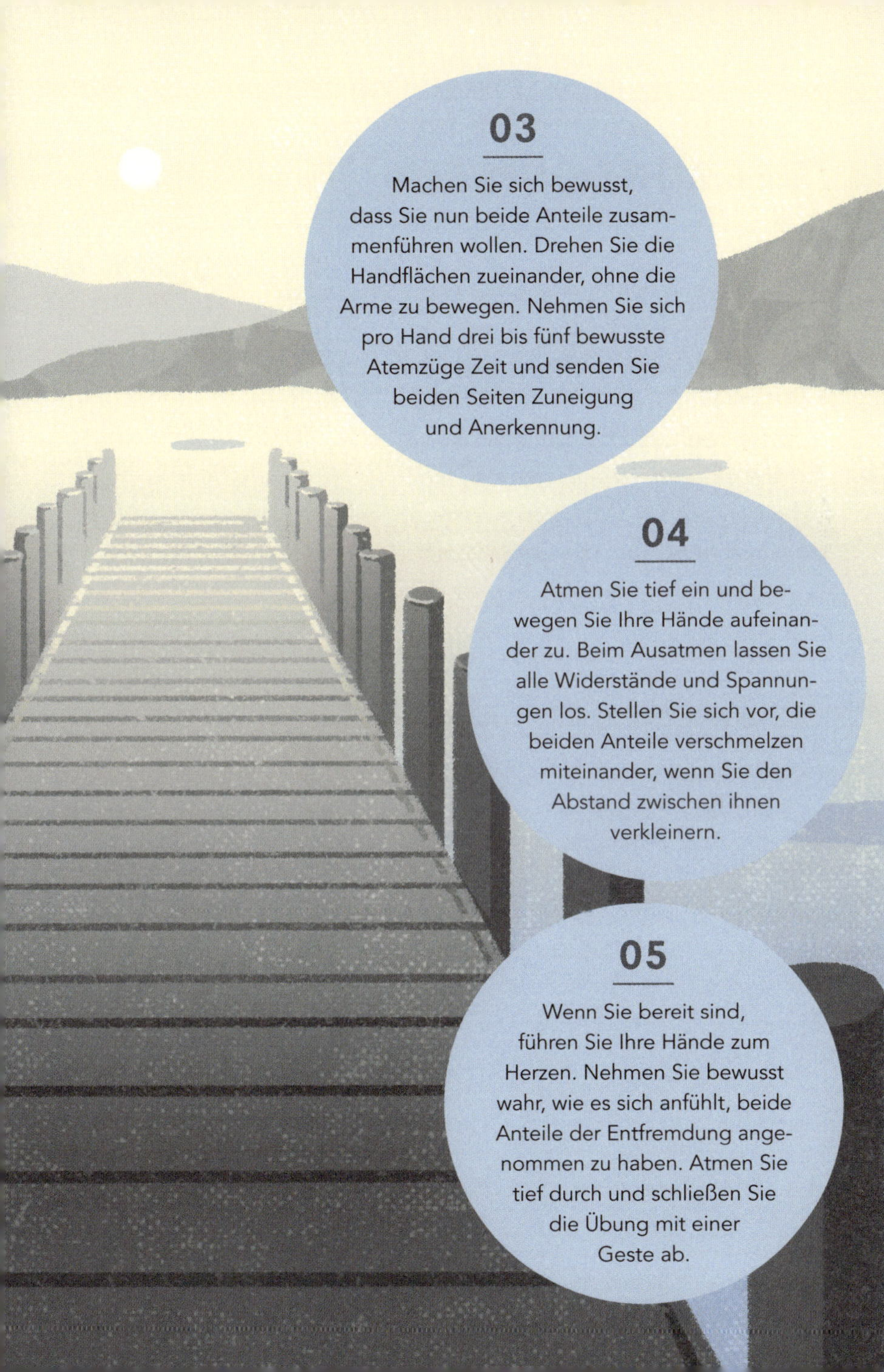

03

Machen Sie sich bewusst, dass Sie nun beide Anteile zusammenführen wollen. Drehen Sie die Handflächen zueinander, ohne die Arme zu bewegen. Nehmen Sie sich pro Hand drei bis fünf bewusste Atemzüge Zeit und senden Sie beiden Seiten Zuneigung und Anerkennung.

04

Atmen Sie tief ein und bewegen Sie Ihre Hände aufeinander zu. Beim Ausatmen lassen Sie alle Widerstände und Spannungen los. Stellen Sie sich vor, die beiden Anteile verschmelzen miteinander, wenn Sie den Abstand zwischen ihnen verkleinern.

05

Wenn Sie bereit sind, führen Sie Ihre Hände zum Herzen. Nehmen Sie bewusst wahr, wie es sich anfühlt, beide Anteile der Entfremdung angenommen zu haben. Atmen Sie tief durch und schließen Sie die Übung mit einer Geste ab.

MIT ANDEREN VERBUNDEN SEIN

Ob man sie Seelenverwandte oder Gleichgesinnte nennt: Mit anderen Menschen zusammenzuarbeiten und sich mit ihnen auszutauschen, ist wünschenswert und bereichernd. Diese Visualisierungsübung kann Ihnen helfen, sich für Menschen zu öffnen, die Ihre persönliche Entwicklung unterstützen. Atmen Sie ein, um sich empfänglich zu machen, und atmen Sie aus, was Sie nicht mehr brauchen.

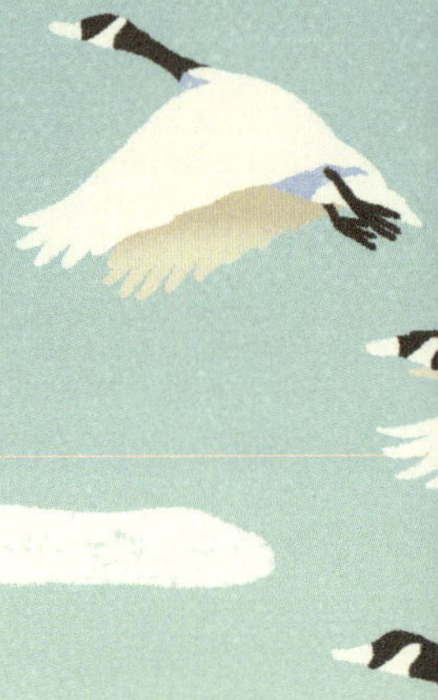

GUT ZU WISSEN

NUTZEN Teilen, Austausch, Inspiration, gegenseitige Bereicherung mit Gleichgesinnten

ZEIT 5–10 Minuten täglich, langfristig

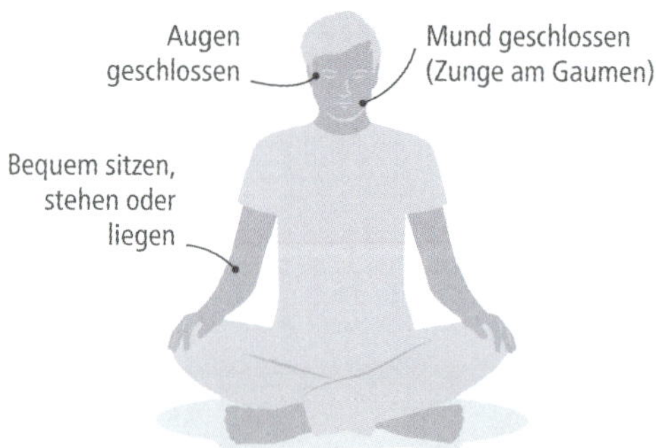
Augen geschlossen
Mund geschlossen (Zunge am Gaumen)
Bequem sitzen, stehen oder liegen

01

Beginnen Sie mit einigen tiefen, bewussten Atemzügen (siehe Seite 18–19). Beim Einatmen stellen Sie sich in Ihrem Bauch einen farbigen Lichtfunken vor, der mit jedem Atemzug heller wird.

02

Atmen Sie in Ihrem normalen Rhythmus, tief und verbunden. Stellen Sie sich vor, das Licht wird mit jedem Atemzug heller und größer, sodass um Sie herum eine Blase aus Licht entsteht.

03

Stellen Sie sich beim Weiteratmen vor, wie das Licht über Ihr Zuhause hinausgeht und bis in den Himmel aufsteigt. Beobachten Sie, wie es sich mit anderen Lichtern vereinigt. Genießen Sie dieses Gefühl der Verbindung.

04

Lassen Sie sich mithilfe Ihrer Atmung möglichst intensiv auf die Vision ein. Verstärken Sie die Erfahrung durch die Überzeugung, dass das, was Sie gerade suchen, auch nach Ihnen sucht.

05

Kehren Sie langsam in Ihren Körper zurück. Legen Sie zum Abschluss die Hände zur Dankesgeste zusammen und vertrauen Sie darauf, dass sich die Dinge für Sie gut fügen werden.

ÜBERGÄNGE WÜRDIGEN

Viele Kulturen kennen traditionelle Rituale, um den Übergang von der Kindheit zur Adoleszenz zu feiern. Diese schamanischen Atemübungen können Sie gemeinsam mit Ihrem Kind ausführen, um ihm bewusst zu machen, dass es in eine neue Lebensphase eintritt. Solche Rituale zeugen von Respekt vor der Entwicklung junger Menschen und ihrem Streben nach Autonomie.

GUT ZU WISSEN

NUTZEN Zielstrebigkeit, Klarheit und das Gefühl, einen Platz in der Welt zu haben

ZEIT Solange Sie beide möchten. Danach kann der Anlass gefeiert werden.

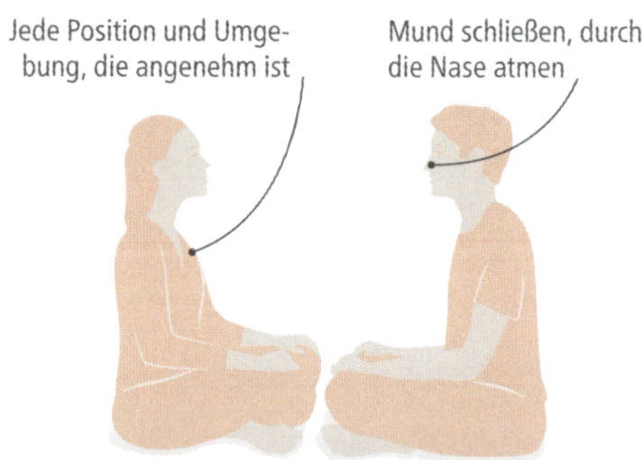

01

Atmen Sie während der Vorbereitung bewusst (siehe Seite 18–19). Gestalten Sie den Raum, wie es Ihnen beiden zusagt. Sie können Musik hören oder Fotos oder Erinnerungsstücke bereitlegen.

02

Sitzen, liegen oder gehen Sie gemeinsam. Erklären Sie dem Kind die bewusste Atmung: langsame, deutlich hörbare, aktive Atemzüge gleicher Länge.

03

Benennen Sie wichtige Ereignisse im bisherigen Leben Ihres Kindes. Notizen können dabei hilfreich sein. Atmen Sie gemeinsam. Vermitteln Sie Ihrem Kind, dass Sie Freude daran haben, Ihr Leben mit ihm zu teilen, und dass auch Sie den Schritt in seine nächste Lebensphase spannend finden.

04

Schlagen Sie dem Kind vor, sich eine Tür vorzustellen, durch die es in die neue Lebensphase eintritt. Wenn es den Schritt gemacht hat, kann es sehen, was vor ihm liegt. Geben Sie Ihrem Kind mit, dass es immer auf Sie zählen kann. Dann kehren Sie mit einigen tiefen Atemzügen langsam zurück.

05

Wenn Sie bereit sind, legen Sie die Hände in der Gebetsposition zusammen. Behalten Sie dabei Augenkontakt miteinander. Anschließend überlegen Sie gemeinsam, wie Sie den neuen Lebensabschnitt feierlich begrüßen können.

DAS KRAFTTIER IN SICH FINDEN

Diese Atemübung kann helfen, eine Richtung oder ein Ziel zu finden oder eine spirituelle Einsicht zu gewinnen. Während sie bewusst atmen, streifen Sie durch Ihre Fantasiewelt und suchen ein magisches Tier, das Sie durch schwierige Lebenssituationen leiten kann. Dieses Tier kann Ihnen Schutz und Rat geben. Es gibt Ihnen spirituelle Führung.

GUT ZU WISSEN

NUTZEN Verbundenheitsgefühl, ruhige und geerdete Präsenz

ZEIT 10–20 Minuten, bei Bedarf wiederholen. Kann mit dem Übergangsritual (Seite 96–97) kombiniert werden.

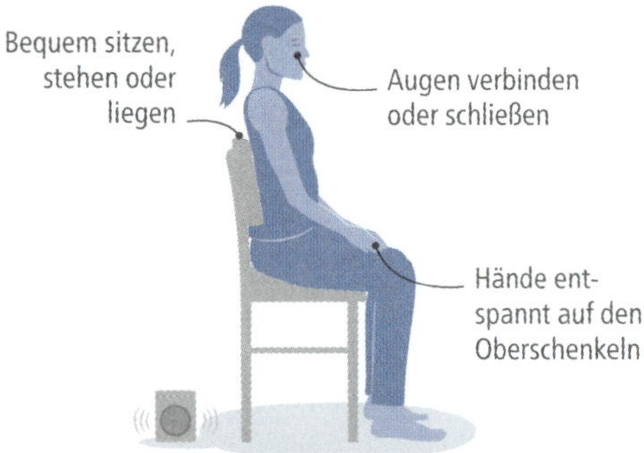

01

Hören Sie an einem ruhigen Platz 10–15 Minuten lang entspannende Musik. Dabei atmen Sie mit geschlossenen oder verbundenen Augen bewusst durch die Nase (siehe Seite 18–19).

02

Legen Sie eine Hand auf den Bauch und spüren Sie, wie er sich beim tiefen Ein- und Ausatmen hebt und senkt. Stellen Sie sich vor, dass Sie draußen in der Natur spazieren gehen.

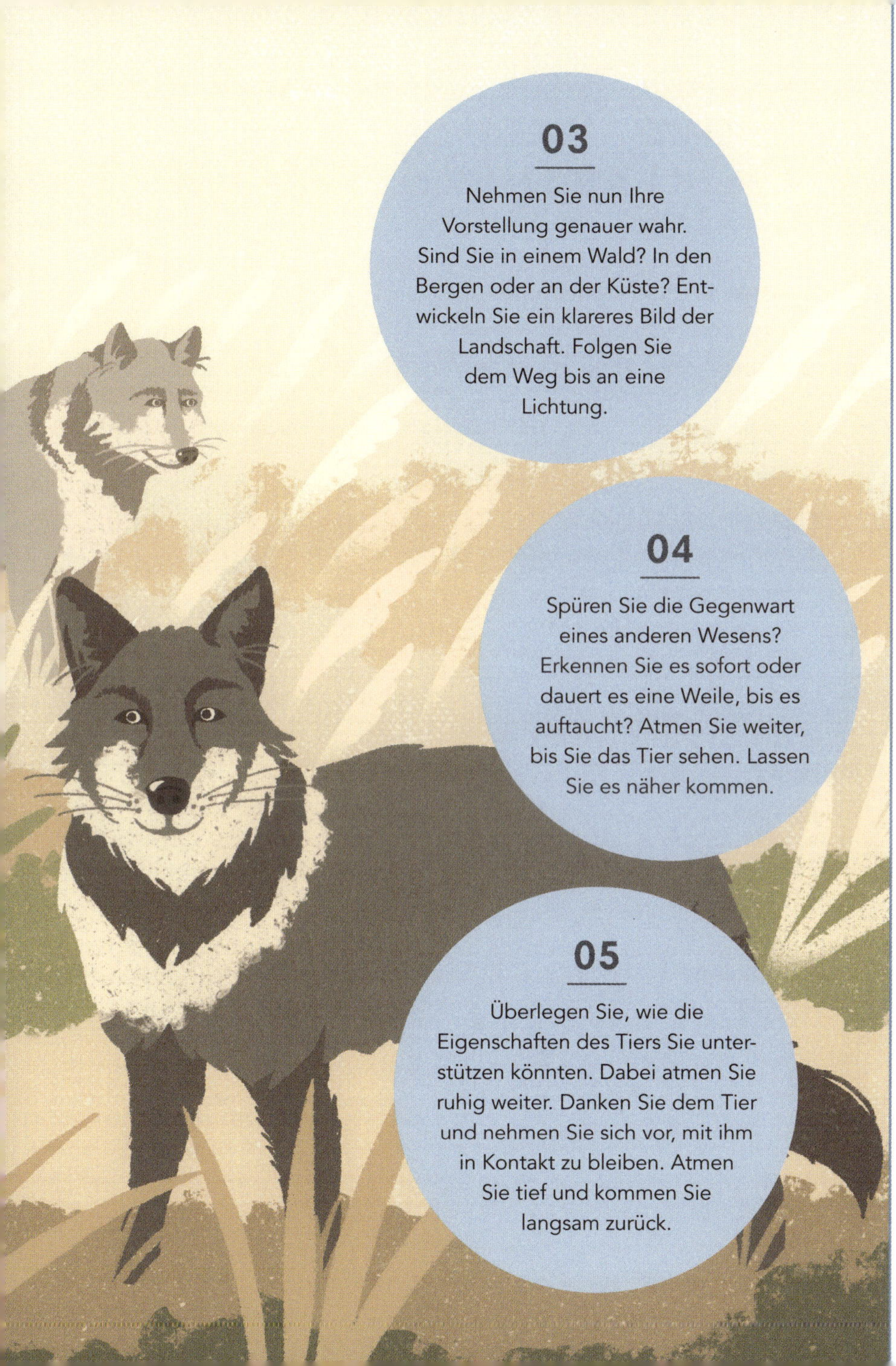

03

Nehmen Sie nun Ihre Vorstellung genauer wahr. Sind Sie in einem Wald? In den Bergen oder an der Küste? Entwickeln Sie ein klareres Bild der Landschaft. Folgen Sie dem Weg bis an eine Lichtung.

04

Spüren Sie die Gegenwart eines anderen Wesens? Erkennen Sie es sofort oder dauert es eine Weile, bis es auftaucht? Atmen Sie weiter, bis Sie das Tier sehen. Lassen Sie es näher kommen.

05

Überlegen Sie, wie die Eigenschaften des Tiers Sie unterstützen könnten. Dabei atmen Sie ruhig weiter. Danken Sie dem Tier und nehmen Sie sich vor, mit ihm in Kontakt zu bleiben. Atmen Sie tief und kommen Sie langsam zurück.

GEDANKEN KLÄREN

Wenn Ihnen gerade alles zu viel ist, können Sie mit dieser einfachen Übung einen klaren Kopf bekommen und über die nächsten Schritte im Leben entscheiden. Während Sie bewusst atmen, schreiten Sie in Form einer Acht um zwei symbolische Inseln. Damit bringen Sie Ihre beiden Gehirnhälften in Einklang. Je öfter Sie diese Übung durchführen, desto tiefer ist ihre Wirkung.

GUT ZU WISSEN

NUTZEN Ruhe, Klarheit, Ausrichtung, Einsicht, Bewusstsein

ZEIT 15 Minuten oder so lange wie nötig, täglich

REQUISITEN Zwei Steine oder andere Gegenstände als symbolische Inseln.

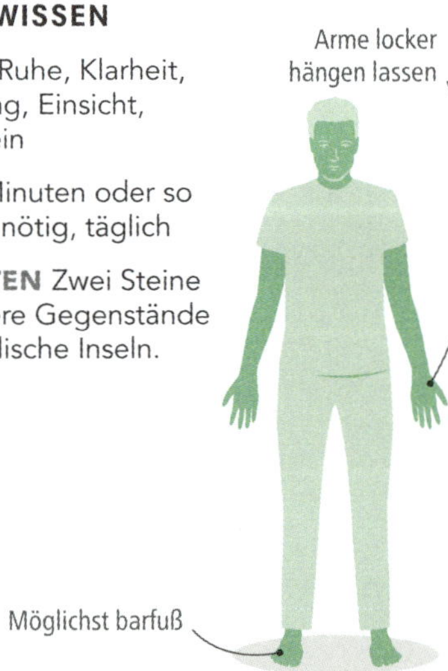

01

Finden Sie eine große, ebene Fläche, wo Sie sich ungestört fühlen. Legen Sie zwei Steine so auf den Boden, dass Sie bequem einen achtförmigen Weg um sie herumgehen können.

02

Stellen Sie sich zwischen die beiden Steine. Schließen Sie die Augen und atmen Sie bewusst durch die Nase in den Bauch (siehe Seite 18–19). Spüren Sie, wie Ihr Bauch weich wird.

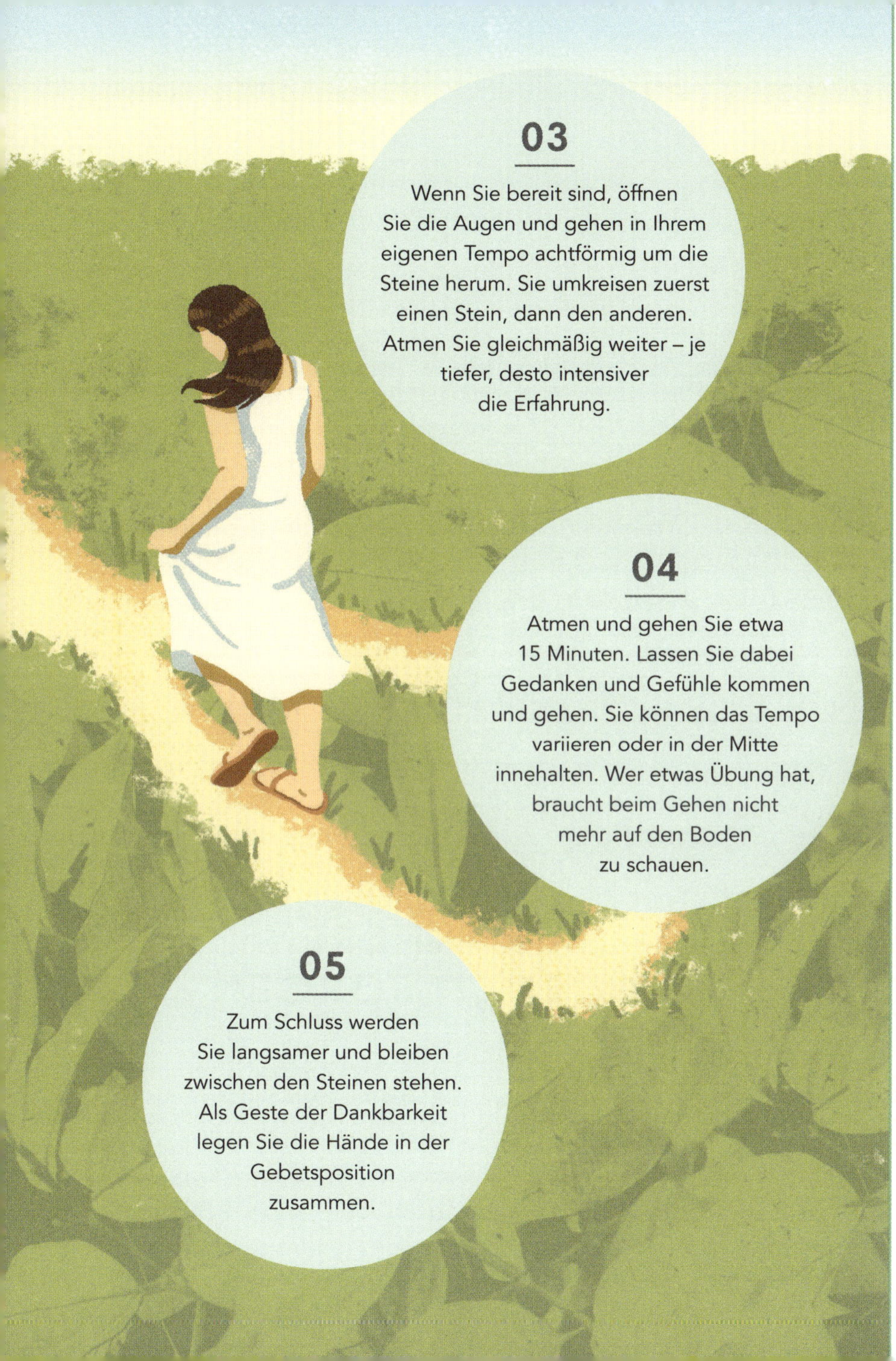

03

Wenn Sie bereit sind, öffnen Sie die Augen und gehen in Ihrem eigenen Tempo achtförmig um die Steine herum. Sie umkreisen zuerst einen Stein, dann den anderen. Atmen Sie gleichmäßig weiter – je tiefer, desto intensiver die Erfahrung.

04

Atmen und gehen Sie etwa 15 Minuten. Lassen Sie dabei Gedanken und Gefühle kommen und gehen. Sie können das Tempo variieren oder in der Mitte innehalten. Wer etwas Übung hat, braucht beim Gehen nicht mehr auf den Boden zu schauen.

05

Zum Schluss werden Sie langsamer und bleiben zwischen den Steinen stehen. Als Geste der Dankbarkeit legen Sie die Hände in der Gebetsposition zusammen.

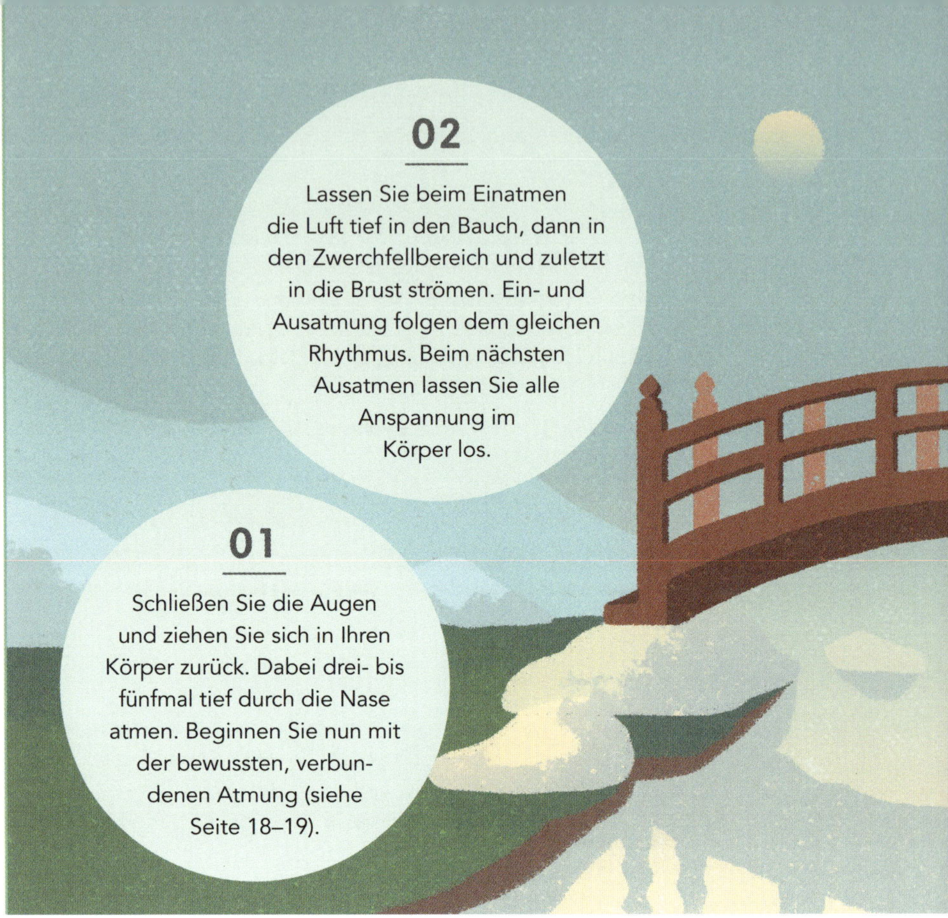

01

Schließen Sie die Augen und ziehen Sie sich in Ihren Körper zurück. Dabei drei- bis fünfmal tief durch die Nase atmen. Beginnen Sie nun mit der bewussten, verbundenen Atmung (siehe Seite 18–19).

02

Lassen Sie beim Einatmen die Luft tief in den Bauch, dann in den Zwerchfellbereich und zuletzt in die Brust strömen. Ein- und Ausatmung folgen dem gleichen Rhythmus. Beim nächsten Ausatmen lassen Sie alle Anspannung im Körper los.

FÜR INNEREN FRIEDEN SORGEN

Diese Meditation kann zu innerem Frieden führen. Beim bewussten Atmen stellen Sie sich ein friedvolles Bild vor, so kann in Ihnen Harmonie entstehen. Ihre Stabilität und Ihre Ausgeglichenheit werden dann von Ihren Mitmenschen gespiegelt wie eine Reflexion in einem stillen Teich.

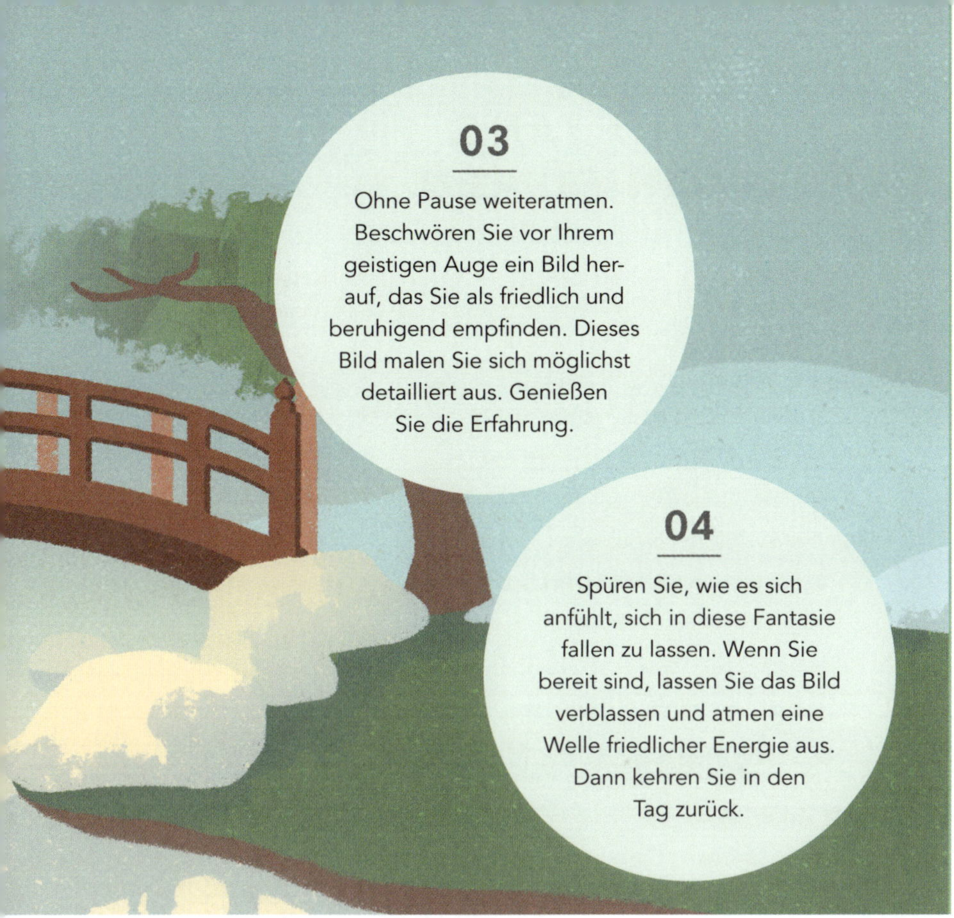

03

Ohne Pause weiteratmen. Beschwören Sie vor Ihrem geistigen Auge ein Bild herauf, das Sie als friedlich und beruhigend empfinden. Dieses Bild malen Sie sich möglichst detailliert aus. Genießen Sie die Erfahrung.

04

Spüren Sie, wie es sich anfühlt, sich in diese Fantasie fallen zu lassen. Wenn Sie bereit sind, lassen Sie das Bild verblassen und atmen eine Welle friedlicher Energie aus. Dann kehren Sie in den Tag zurück.

GUT ZU WISSEN

NUTZEN Ruhe, Akzeptanz, Verständnis, innere Stärke

ZEIT 5 Minuten

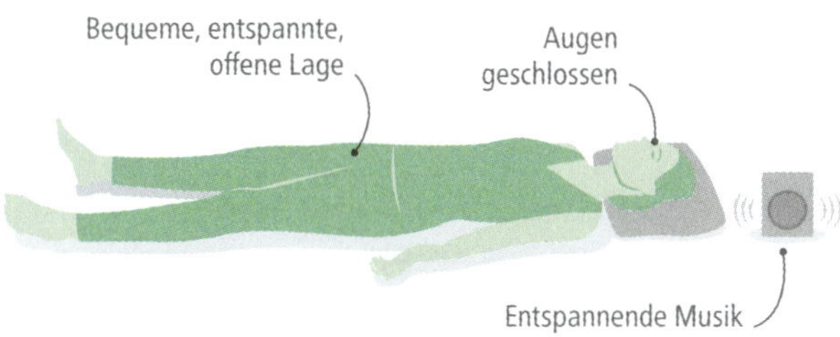

YIN UND YANG HARMONISIEREN

Asiatischen Lehren zufolge hat jeder Mensch ein weibliches (Yin: kreativ und empfänglich) und ein männliches Energiefeld (Yang: aktiv und angetrieben). Sind sie nicht im Gleichgewicht, kann sich das nachteilig für uns auswirken. Mit dieser Übung, bei der aktives Einatmen und passives Ausatmen zusammenspielen, lassen sich die beiden Anteile in Balance bringen.

01

Beginnen Sie mit bewusster verbundener Atmung (siehe Seite 18–19). Nehmen Sie dann einen längeren, kräftigeren Atemzug, konzentrieren Sie sich ganz auf ihn.

02

Halten Sie am Ende der Einatmung inne, dann atmen Sie langsam aus. Nehmen Sie dabei das Gefühl des Loslassens wahr. Vor dem nächsten Atemzug halten Sie wieder kurz inne.

GUT ZU WISSEN

NUTZEN Fördert die Feinfühligkeit, harmonisiert Geben und Nehmen

ZEIT 10–15 Minuten täglich

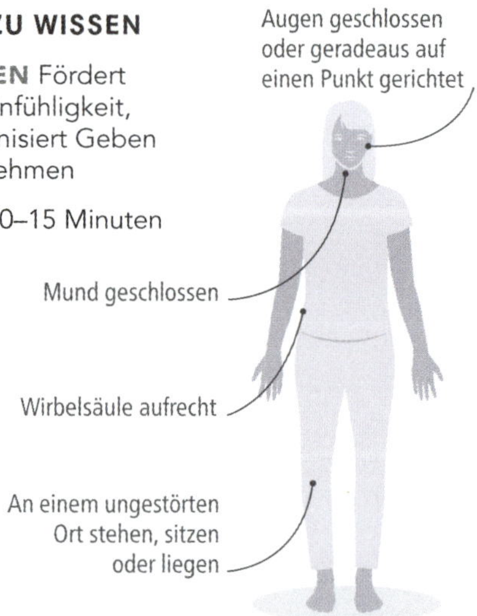

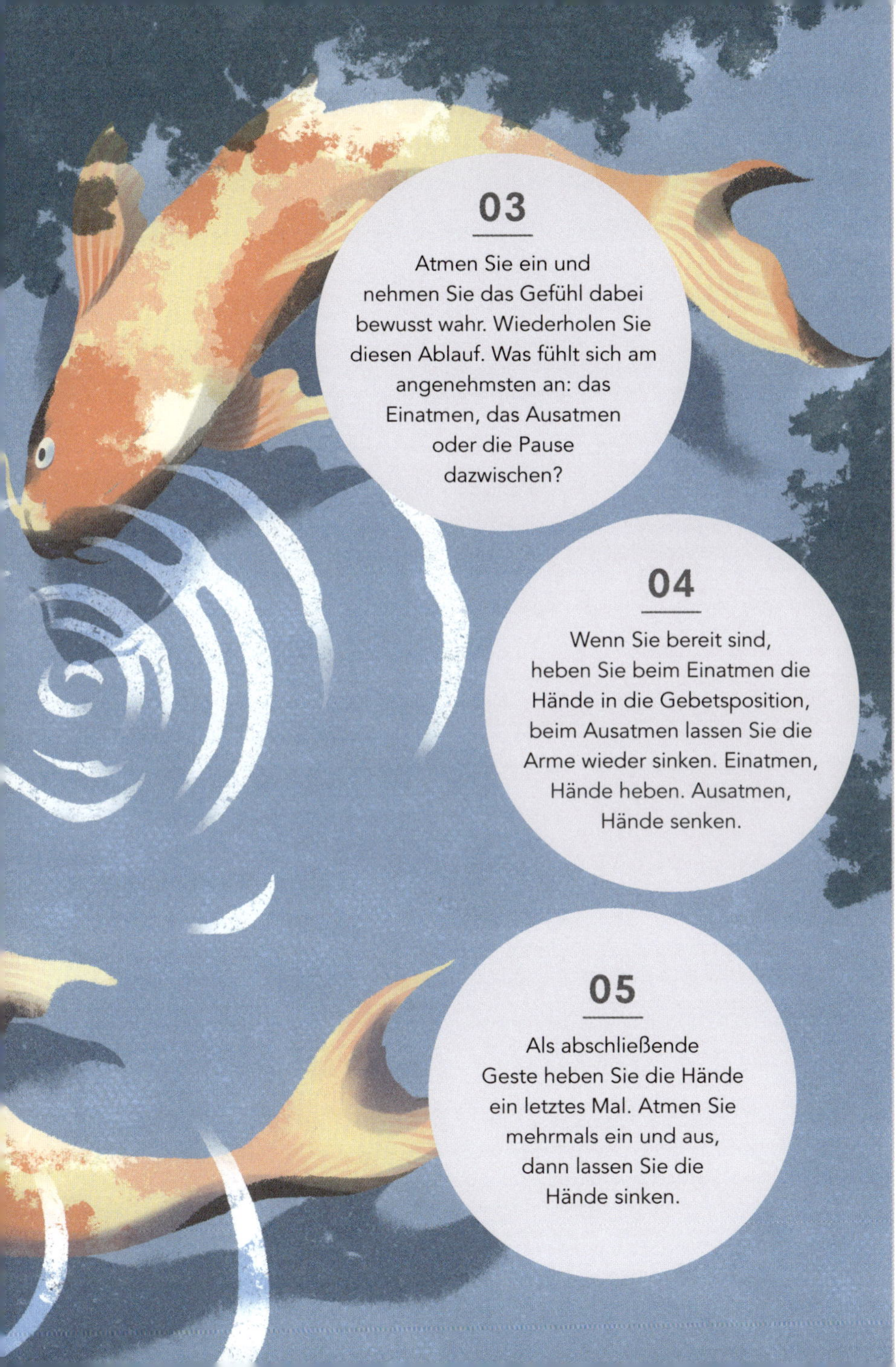

03

Atmen Sie ein und nehmen Sie das Gefühl dabei bewusst wahr. Wiederholen Sie diesen Ablauf. Was fühlt sich am angenehmsten an: das Einatmen, das Ausatmen oder die Pause dazwischen?

04

Wenn Sie bereit sind, heben Sie beim Einatmen die Hände in die Gebetsposition, beim Ausatmen lassen Sie die Arme wieder sinken. Einatmen, Hände heben. Ausatmen, Hände senken.

05

Als abschließende Geste heben Sie die Hände ein letztes Mal. Atmen Sie mehrmals ein und aus, dann lassen Sie die Hände sinken.

BEI AKUTEN BESCHWERDEN

In diesem Kapitel finden Sie Atemübungen, die sich als »Erste Hilfe« bei akuten Problemen eignen. Sinnvoll ist es, sie einzuüben, wenn Sie sich wohl und entspannt fühlen. Dann können Sie die Techniken bei Beschwerden einsetzen, ohne lange zu überlegen.

01

Beginnen Sie bequem liegend oder sitzend mit der holografischen Atmung (siehe Seite 88–89). Konzentrieren Sie sich auf Brust und Bauch.

02

Brust und Bauch dehnen sich beim Einatmen, der Kiefer öffnet sich leicht. Beim Ausatmen ziehen sich Brust und Bauch zusammen, der Kiefer schließt sich. Nehmen Sie den gesamten Körper bewusst wahr, auch Arme, Beine und Kopf.

03

Spüren Sie im ganzen Körper, auch im Kiefer, dem Öffnen beim Einatmen und dem Schließen beim Ausatmen nach. Eine Weile so atmen. Wenden Sie dann Ihr Bewusstsein dem schmerzenden Körperbereich zu. Lassen Sie auch ihn atmen.

SCHMERZEN

Die holografische Atmung sorgt für Entspannung, während die sanfte Bewegung des schmerzenden oder erkrankten Körperteils belastende Beschwerden lindern und die Erholung fördern kann. Diese Übung lässt sich gezielt auf jeden Körperbereich ausrichten.

04

Beziehen Sie bewusst, aber behutsam den schmerzenden Bereich in den Atemrhythmus des gesamten Körpers ein. Lassen Sie ihn mit den sanften Bewegungen der Atmung entspannen. Stellen Sie sich vor, wie er von Wohlbefinden durchströmt wird.

05

Entspannen Sie beim Atmen den ganzen Körper. Machen Sie sich bewusst, dass alle seine Teile, auch schmerzende, ein gemeinsames Ganzes bilden. Wenn Sie bereit sind, beenden Sie die Übung langsam.

GUT ZU WISSEN

NUTZEN Linderung der Beschwerden, gesteigertes Wohlbefinden.

ZEIT 5–10 Minuten, bei Bedarf wiederholen

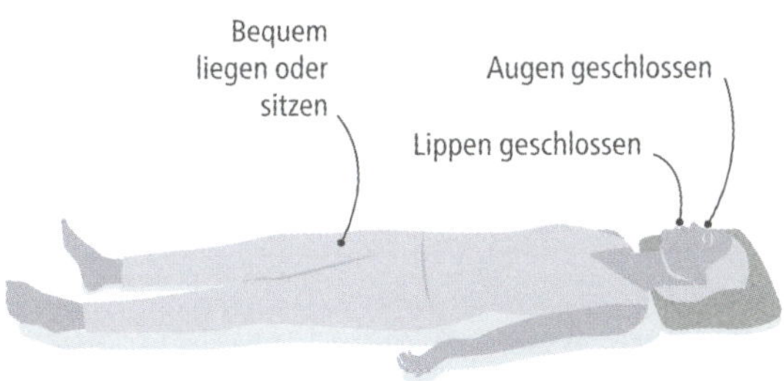

01

Liegen oder sitzen Sie ganz ruhig, denn Bewegung kann Schwindelgefühle verstärken. Schließen Sie den Mund und atmen Sie durch die Nase ein und aus. Eine Hand liegt auf dem Bauch.

02

Mit dem Daumen der freien Hand halten Sie ein Nasenloch zu, atmen Sie langsam durch das andere ein. Die Lunge so weit wie möglich füllen. Beim Einatmen wölbt sich der Bauch leicht, sodass sich die auf ihm liegende Hand hebt.

SCHWINDELGEFÜHL

Schwindelgefühle können auftreten, wenn durch zu flache Atmung das Verhältnis von Sauerstoff und Kohlendioxid im Körper nicht stimmt. Die Übung reguliert Rhythmus und Tiefe der Atmung und stellt so das Gleichgewicht wieder her. Wenn Schwindelgefühle häufiger ohne erkennbare Ursache auftreten, sollten Sie einen Arzt konsultieren.

03

Halten Sie nach dem Einatmen 1 Sekunde lang die Luft an. Schürzen Sie die Lippen, als ob Sie pfeifen wollten, und lassen Sie die Luft langsam entweichen. Zählen Sie dabei bis fünf. Die Lunge so weit wie möglich leeren.

04

Spüren Sie mit der Hand, wie Ihr Bauch beim Ausatmen sinkt. Um vollständig auszuatmen, können Sie leichten Druck ausüben. Damit ist ein Atemzyklus beendet.

05

Mit jedem Nasenloch führen Sie fünf Atemzyklen aus (bei Bedarf mehr). Dann atmen Sie normal weiter. Wichtig ist, dass Sie sich beim Aufstehen Zeit lassen.

GUT ZU WISSEN

NUTZEN Stabilität, Ruhe, besseres Gefühl von Sicherheit und Erdung

ZEIT 1–3 Minuten, bei Bedarf

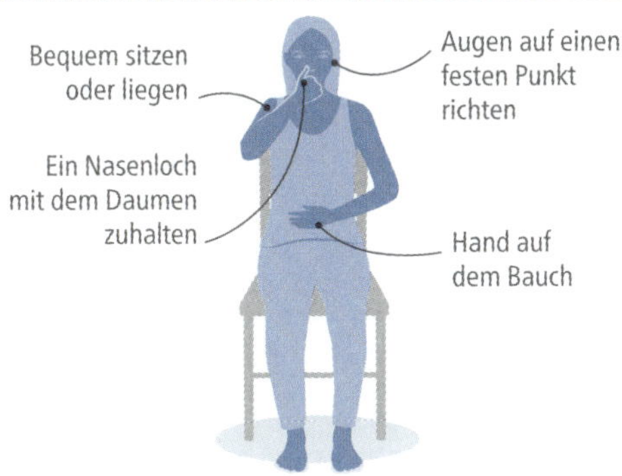

ÜBELKEIT

Übelkeit kann in der frühen Schwangerschaft, bei einem Mageninfekt oder bei Reisekrankheit auftreten, ebenso können psychische Faktoren eine Rolle spielen. In jedem Fall ist sie überaus belastend. In klinischen Studien wurde nachgewiesen, dass tiefe, kontrollierte Atmung dazu beitragen kann, die Beschwerden zu lindern. Diese Übung hilft Ihnen, sich wieder besser zu fühlen.

GUT ZU WISSEN

NUTZEN Beruhigt den Magen, insgesamt entspannend

ZEIT So oft und so lange wie nötig

VORSICHT Bei anhaltender Übelkeit einen Arzt aufsuchen.

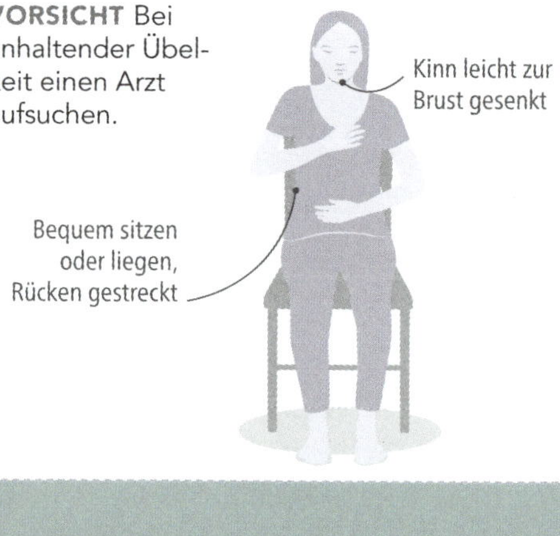
Kinn leicht zur Brust gesenkt
Bequem sitzen oder liegen, Rücken gestreckt

01

Liegen oder sitzen Sie ruhig und bequem. Schließen Sie die Augen oder richten Sie den Blick auf einen festen Punkt. Dabei liegt eine Hand locker auf dem Bauch, die andere auf der Brust.

02

Atmen Sie einmal normal durch die Nase ein und aus. Anschließend atmen Sie tiefer und länger durch die Nase ein und aus.

03

Brust und Bauch dehnen sich beim Einatmen möglichst weit, beim Ausatmen sinken sie wieder. Spüren Sie, wie sich Ihre Hände mit der Atmung heben und senken. Atmen Sie im Wechsel einmal normal, einmal tiefer.

04

Stellen Sie sich vor, wie beim Ausatmen die Übelkeit aus Ihnen entweicht. Geben Sie dem Zentrum der Übelkeit in Ihrem Körper eine Farbe oder Form. Lassen Sie diese beim tiefen Ausatmen aus dem Körper strömen.

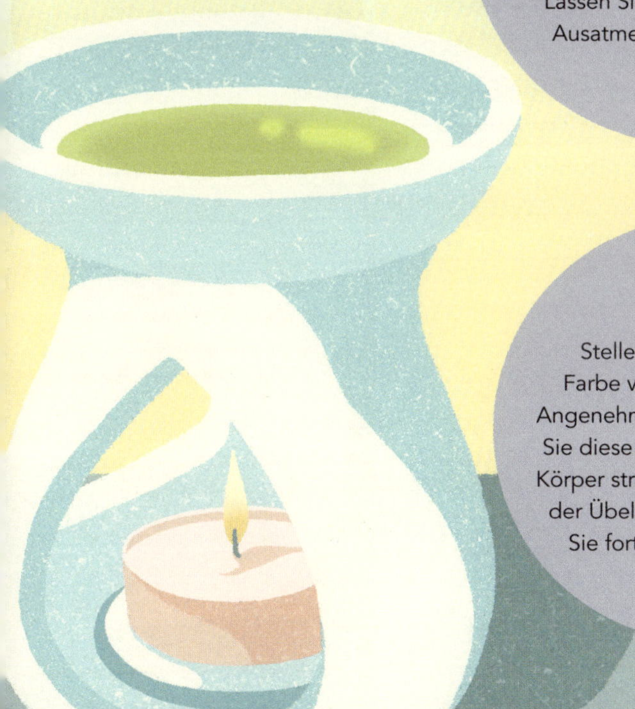

05

Stellen Sie sich nun eine Farbe vor, die Sie mit etwas Angenehmem verbinden. Lassen Sie diese beim Einatmen in den Körper strömen, wo sie den Platz der Übelkeit einnimmt. Fahren Sie fort, bis Sie sich besser fühlen.

SCHOCK UND TRAUMATISCHE SITUATIONEN

Unter Stress schüttet der Körper Botenstoffe aus, um uns auf Kampf oder Flucht einzustellen. Diese können bewirken, dass wir uns zittrig oder schwindelig fühlen oder zu schwitzen beginnen. Die Atemübung kann helfen, muskuläre Anspannung zu lösen, einen klaren Kopf zu behalten und Stress wirkungsvoll abzubauen.

GUT ZU WISSEN

NUTZEN Ruhe, Erdung, Stabilität und Klarheit

ZEIT So lange wie nötig, bei emotionaler Belastung regelmäßig üben.

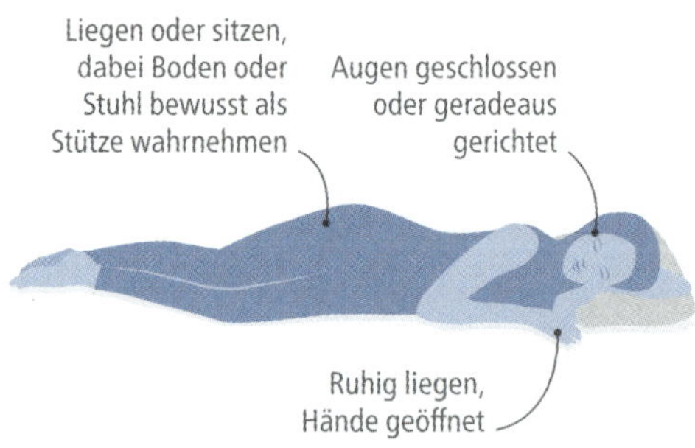

01

Ist die Ursache oder der Auslöser einer Stresssituation bereinigt, kommen Sie zur Ruhe und konzentrieren sich auf Ihren Atem.

02

Atmen Sie mehrmals tief durch die Nase ein und aus. Wenn sich die Nase verstopft anfühlt, atmen Sie durch den Mund. Schürzen Sie dabei die Lippen, als ob Sie durch einen Strohhalm trinken wollten.

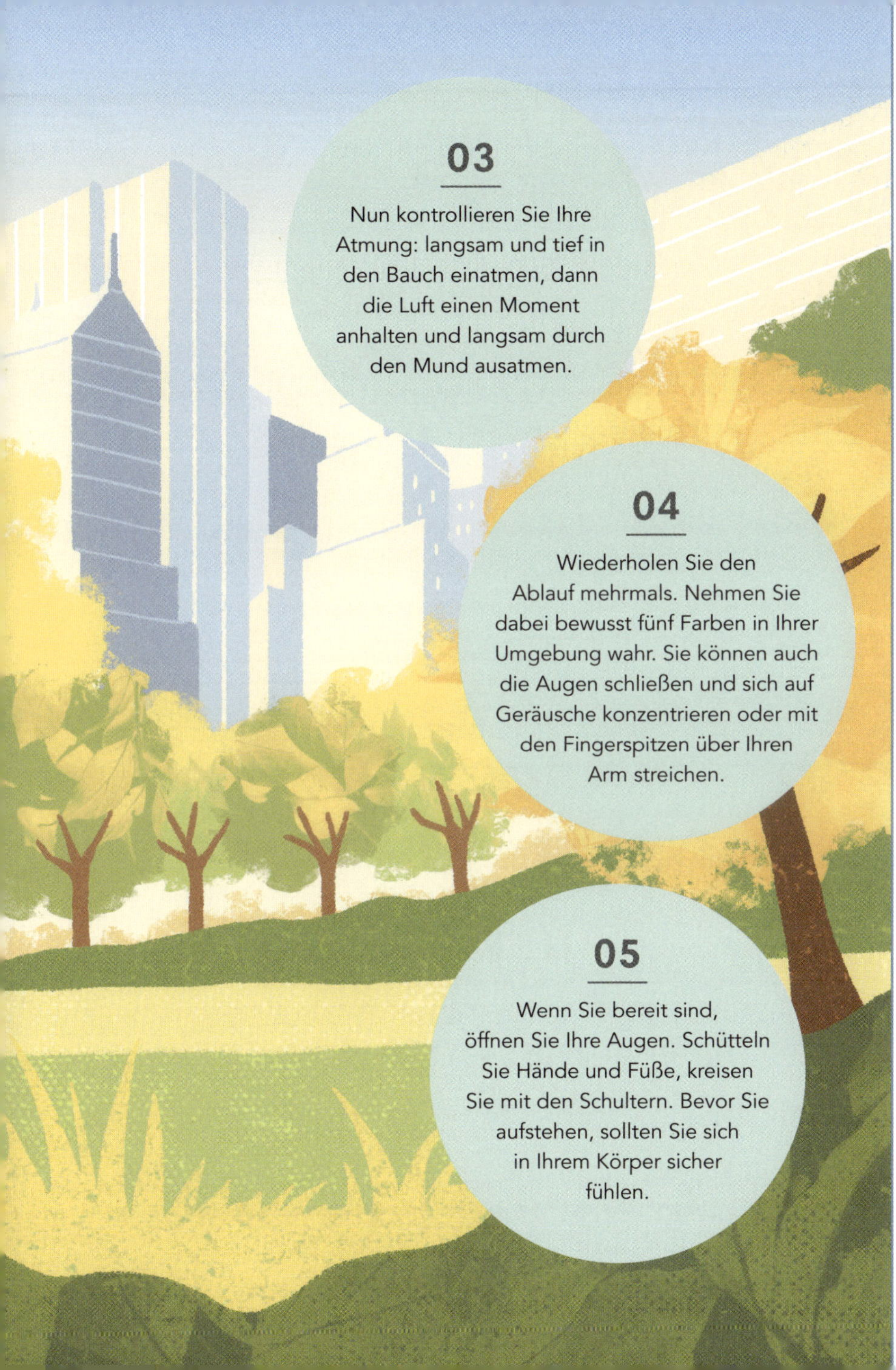

03

Nun kontrollieren Sie Ihre Atmung: langsam und tief in den Bauch einatmen, dann die Luft einen Moment anhalten und langsam durch den Mund ausatmen.

04

Wiederholen Sie den Ablauf mehrmals. Nehmen Sie dabei bewusst fünf Farben in Ihrer Umgebung wahr. Sie können auch die Augen schließen und sich auf Geräusche konzentrieren oder mit den Fingerspitzen über Ihren Arm streichen.

05

Wenn Sie bereit sind, öffnen Sie Ihre Augen. Schütteln Sie Hände und Füße, kreisen Sie mit den Schultern. Bevor Sie aufstehen, sollten Sie sich in Ihrem Körper sicher fühlen.

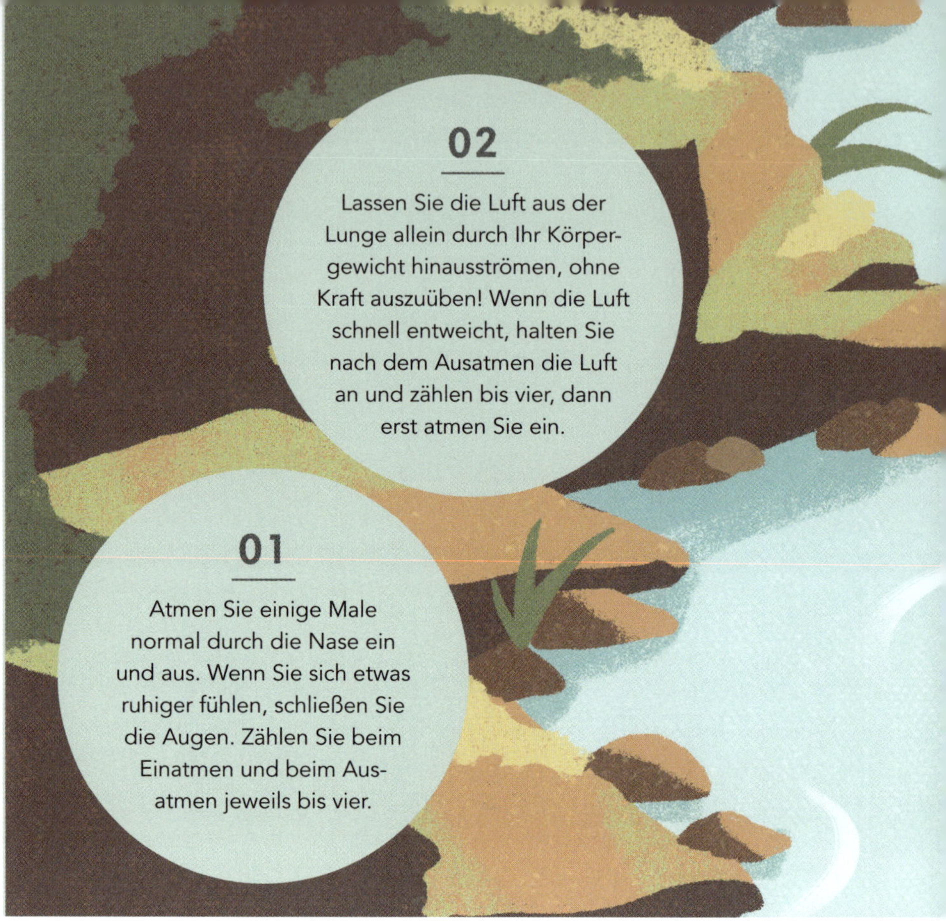

01

Atmen Sie einige Male normal durch die Nase ein und aus. Wenn Sie sich etwas ruhiger fühlen, schließen Sie die Augen. Zählen Sie beim Einatmen und beim Ausatmen jeweils bis vier.

02

Lassen Sie die Luft aus der Lunge allein durch Ihr Körpergewicht hinausströmen, ohne Kraft auszuüben! Wenn die Luft schnell entweicht, halten Sie nach dem Ausatmen die Luft an und zählen bis vier, dann erst atmen Sie ein.

HERZRASEN

Wenn Ihr Herz rast, unregelmäßig schlägt oder so stark pocht, dass Sie es im Hals spüren, können Sie mit dieser Atemübung Ihren Körper wieder zu seinem natürlichen Rhythmus führen und Ihren Geist beruhigen. Sie hat sich auch bewährt, wenn man sich gestresst oder nervös fühlt oder schlecht einschlafen kann.

03

Wiederholen Sie die Übung viermal, dabei zählen Sie bis fünf. Anschließend fünf Atemzyklen lang bis fünf zählen und erst auf sechs, dann auf sieben erhöhen. Dadurch stärken Sie Ihre Lungenkapazität und das Vertrauen in Ihre Atmung.

04

Wenn Sie fertig sind, atmen Sie wieder in Ihrem normalen Rhythmus. Nun öffnen Sie die Augen und kommen zurück in den Tag. Vermeiden Sie dabei plötzliche Bewegungen.

GUT ZU WISSEN

NUTZEN Linderung der Beschwerden, Beruhigung, Erdung

ZEIT 1–3 Minuten bei Bedarf, je regelmäßiger, desto besser

VORSICHT Bei Schwindel, Atemnot oder Schmerzen in der Brust einen Arzt konsultieren.

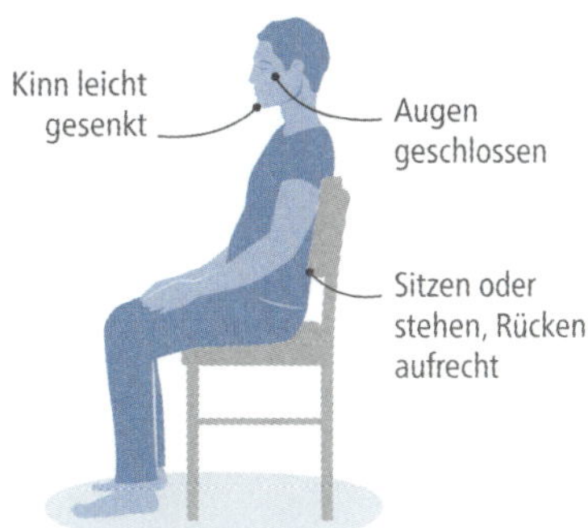

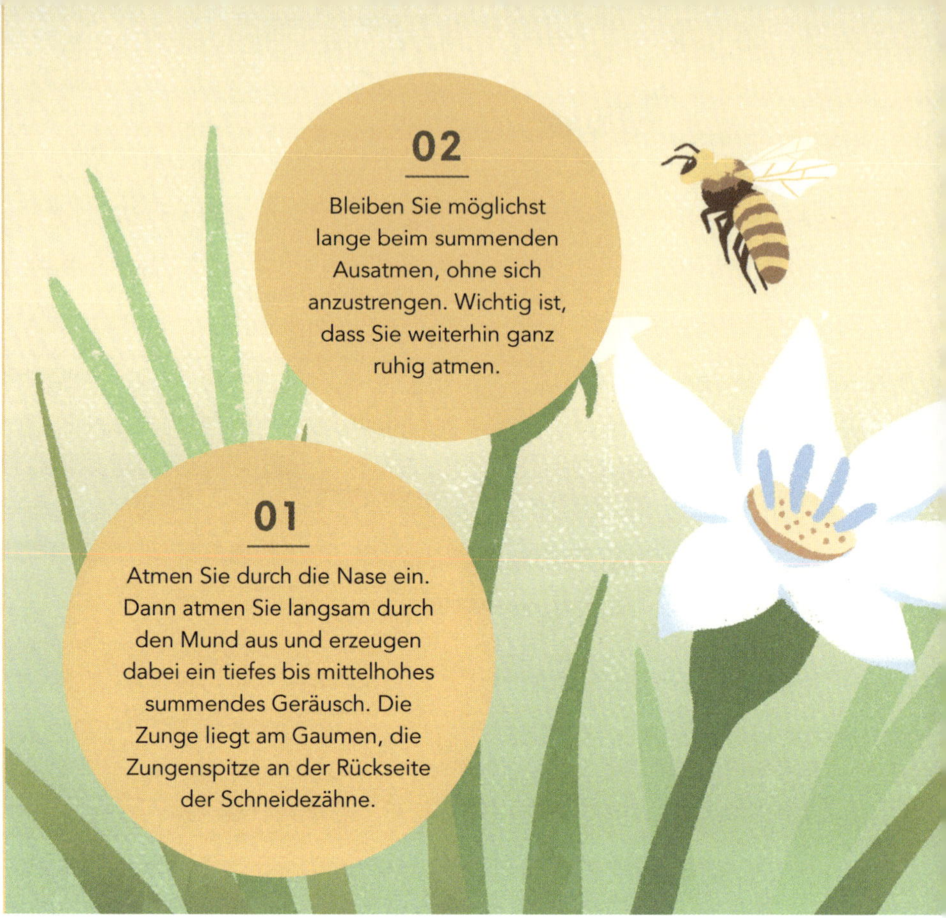

01

Atmen Sie durch die Nase ein. Dann atmen Sie langsam durch den Mund aus und erzeugen dabei ein tiefes bis mittelhohes summendes Geräusch. Die Zunge liegt am Gaumen, die Zungenspitze an der Rückseite der Schneidezähne.

02

Bleiben Sie möglichst lange beim summenden Ausatmen, ohne sich anzustrengen. Wichtig ist, dass Sie weiterhin ganz ruhig atmen.

KOPFSCHMERZEN

Die Bienenatmung ist eine einfache Übung aus dem Pranayama. Durch Summen werden Vibrationen erzeugt, die in die von Beschwerden betroffenen Körperbereiche gesendet werden. Schon wenige Atemzüge können Linderung bringen. Vor allem das lange Ausatmen beruhigt das autonome Nervensystem.

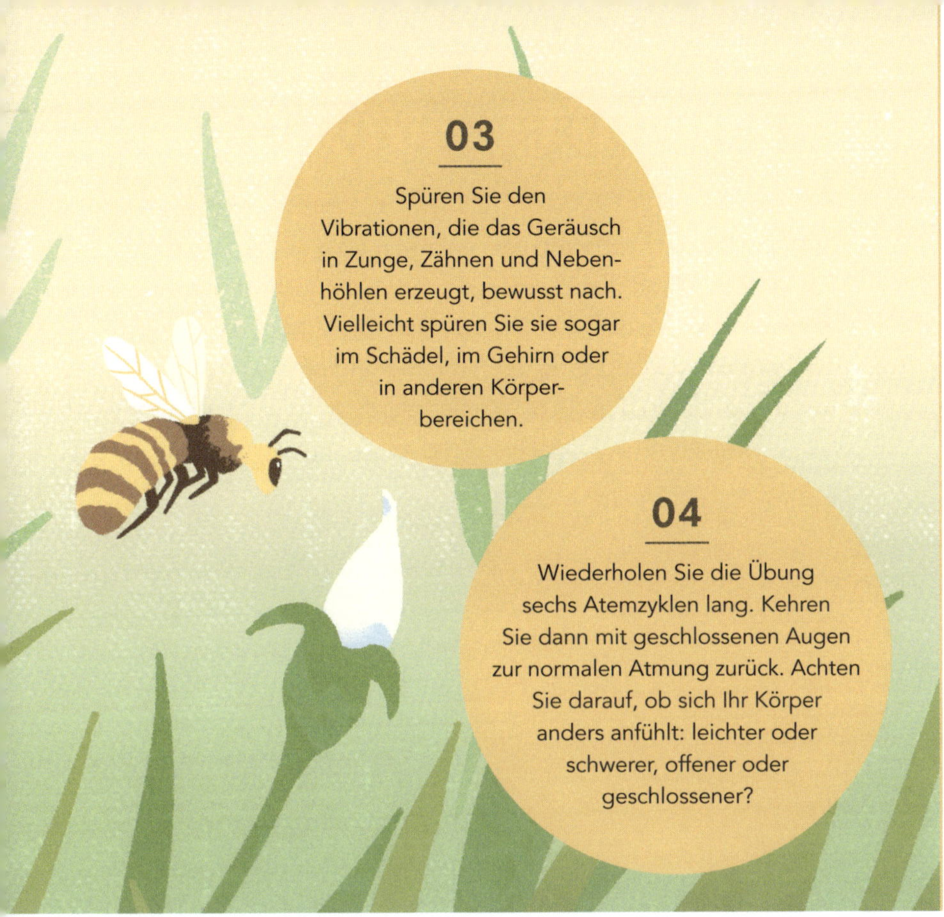

03

Spüren Sie den Vibrationen, die das Geräusch in Zunge, Zähnen und Nebenhöhlen erzeugt, bewusst nach. Vielleicht spüren Sie sie sogar im Schädel, im Gehirn oder in anderen Körperbereichen.

04

Wiederholen Sie die Übung sechs Atemzyklen lang. Kehren Sie dann mit geschlossenen Augen zur normalen Atmung zurück. Achten Sie darauf, ob sich Ihr Körper anders anfühlt: leichter oder schwerer, offener oder geschlossener?

GUT ZU WISSEN

NUTZEN Bessere Konzentration, reguliert den Blutdruck, lindert oder verhütet Kopfschmerzen oder Migräne.

ZEIT 5 Minuten, bei Beschwerden so lange, wie es sich gut anfühlt.

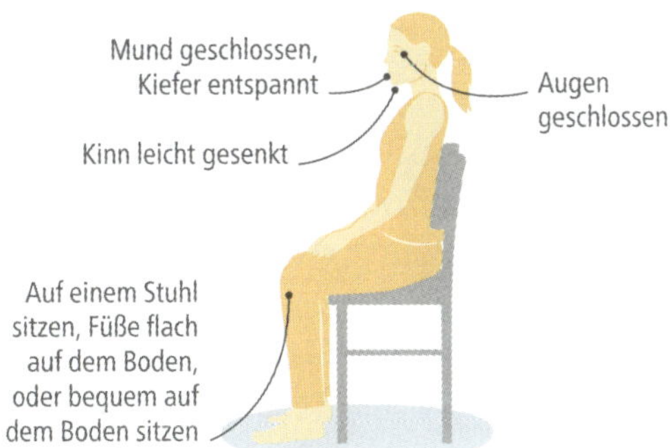

ERHÖHTER BLUTDRUCK

Wenn Sie flach, schnell oder unregelmäßig atmen, kann die Unterfunktion des Zwerchfells das Herz-Kreislauf-System beanspruchen, sodass der Blutdruck steigt. Mit dieser Übung trainieren Sie die langsame, rhythmische und tiefe Atmung, die nachweislich den Blutdruck reguliert sowie ausgleichend und entlastend auf das Herz-Kreislauf-System wirkt.

GUT ZU WISSEN

NUTZEN Gesündere innere Organe, Senkung des Blutdrucks, Entspannung, mehr Wohlbefinden

ZEIT 20 Minuten täglich, 21 Tage lang

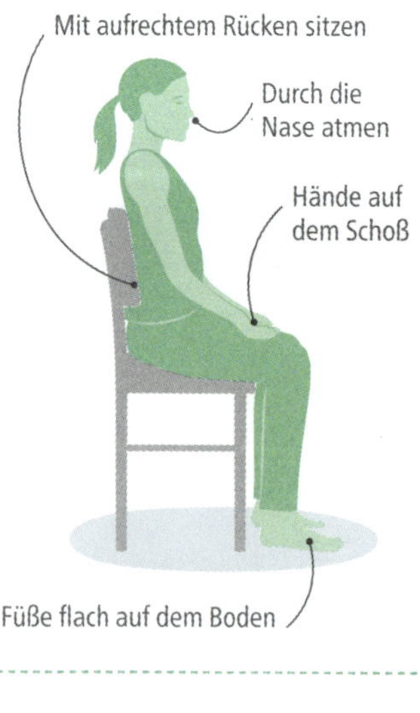

01

Nehmen Sie etwa fünf Atemzüge pro Minute. Das heißt, Sie atmen jeweils ungefähr 6 Sekunden lang ein und aus. Achten Sie vor allem auf gleichmäßige Atemzüge.

02

Versuchen Sie, beim Ausatmen bewusst ein Gefühl des Loslassens zu spüren. Es ist wichtig, dass Sie sich dabei wohlfühlen. Falls körperliches Unbehagen aufkommt, atmen Sie normal und versuchen es nach einem Moment noch einmal.

03

Atmen Sie etwa 20 Minuten in dieser Weise. Ziel ist, dass die langsame, tiefe und rhythmische Atmung zu einer dauerhaften Gewohnheit wird.

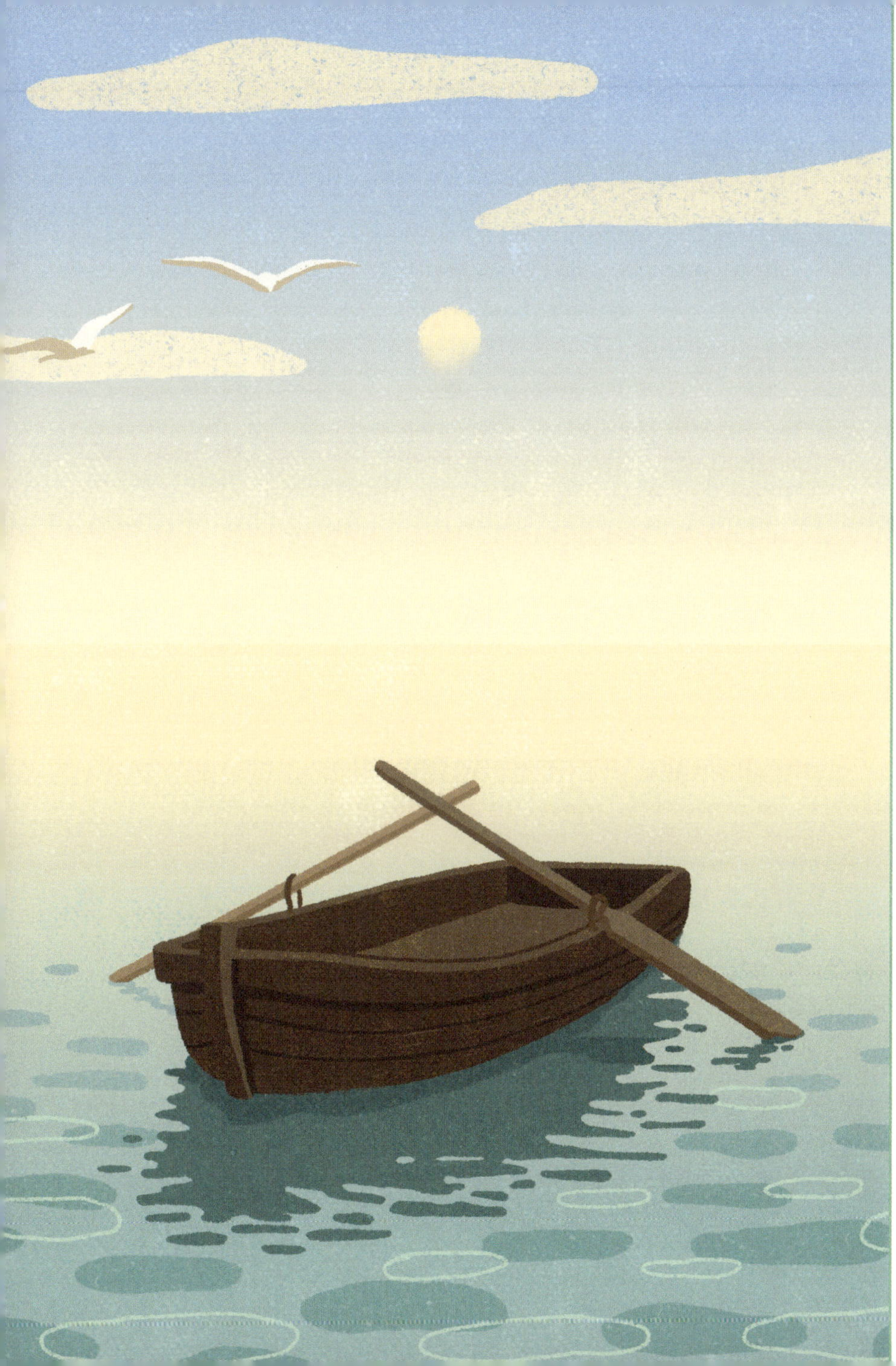

ASTHMA

Asthmatiker atmen häufig schneller als gesunde Menschen. Außerdem atmen sie oft durch den Mund, sodass kalte, trockene Luft in das Lungengewebe gelangt. Dadurch können sich die Beschwerden verstärken. Bei dieser Übung wird langsam und ruhig durch die Nase geatmet. Bei regelmäßiger Anwendung kann sie dazu beitragen, Beschwerden zu lindern und die Entspannung zu fördern.

01

Sie sitzen bequem und entspannt. Achten Sie besonders darauf, die Muskeln in Bauch und Brust zu entspannen. Die Augen schließen und das Kinn leicht anheben.

GUT ZU WISSEN

NUTZEN Verstärkt das Vertrauen in die eigene Atmung; die Anwendung eines Inhalators kann seltener nötig sein.

ZEIT So lange, bis sich die Atmung beruhigt. Am besten täglich üben.

VORSICHT Sprechen Sie vorab mit Ihrem Arzt.

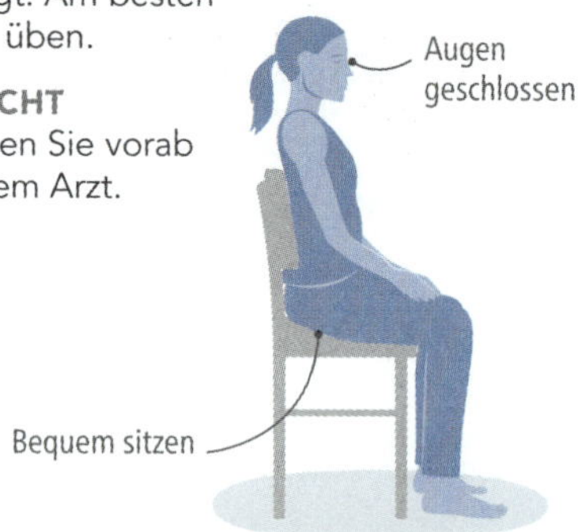

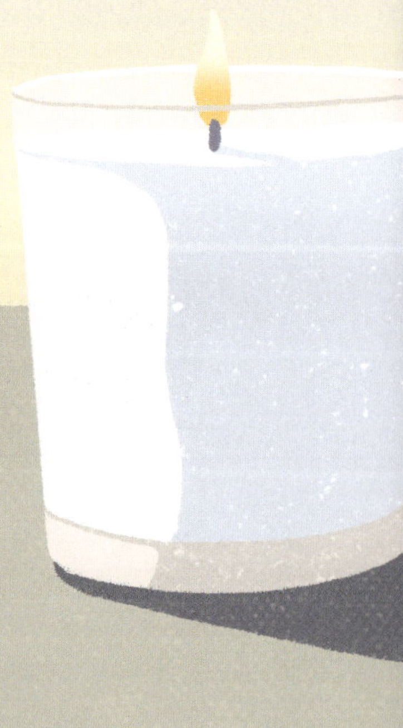

02

Atmen Sie langsam, sanft und flach durch die Nase ein. Der Mund bleibt dabei geschlossen. Atmen Sie aus, bis Sie das Gefühl haben, alle Luft ist aus der Lunge entwichen.

03

Pausieren Sie nun so lange wie möglich. Wenn Sie den Drang zum Einatmen verspüren, wiederholen Sie den Atemzyklus. Fahren Sie fort, bis die Beschwerden nachlassen oder Sie das Gefühl haben, es ist genug.

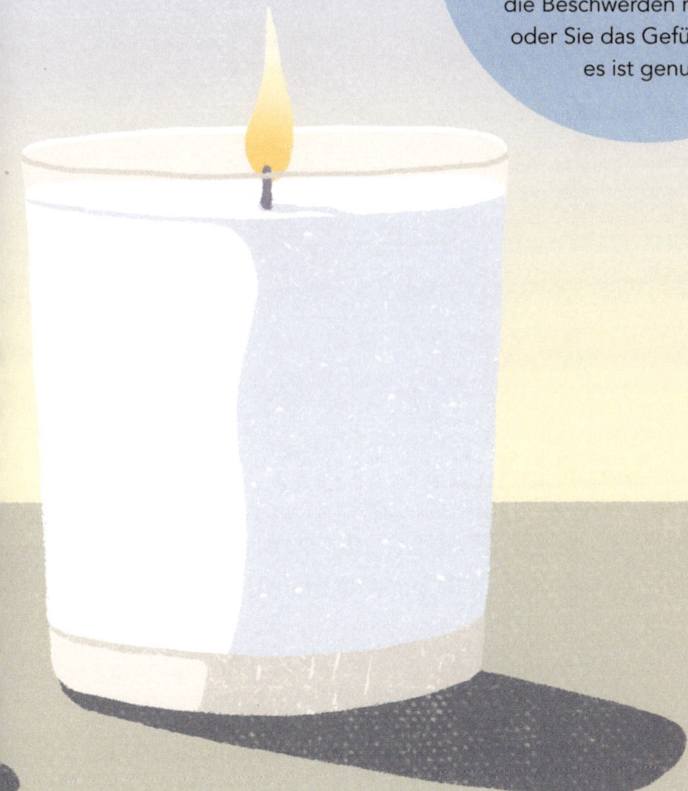

01

Richten Sie die Aufmerksamkeit auf Ihren Bauch und legen Sie eine Hand dorthin. Atmen Sie tief durch beide Nasenlöcher ein.

02

Nun spannen Sie den Bauch an und üben mit der Hand Druck aus. Dabei atmen Sie in kurzen Stößen aus. Lassen Sie dann den Bauch locker und atmen Sie durch die Nase kurz und passiv ein. Konzentrieren Sie sich auf die Ausatmung.

VERSTOPFUNG

Diese Schnellatmung aus dem Pranayama ist etwas anspruchsvoller. Sie zielt darauf ab, die inneren Organe zu regenerien, und hilft bei vielen Problemen, die durch zu flache Brustatmung verursacht werden. Durch kurzes, stoßartiges Ausatmen und passives Einatmen durch die Nase werden die Organe gereinigt und der Abtransport von Giftstoffen aus den Zellen gefördert.

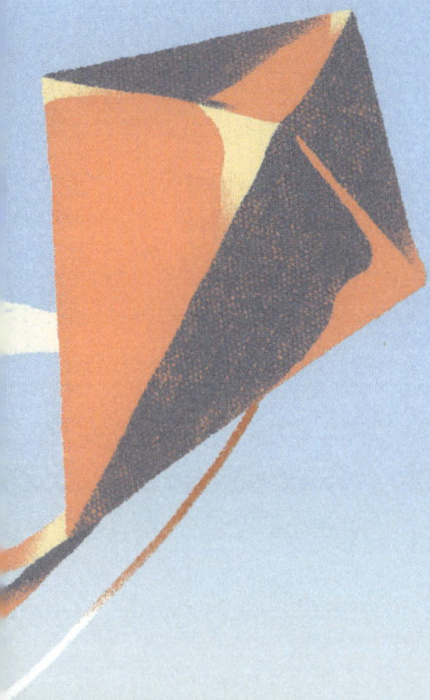

03

Versuchen Sie, 65–70 dieser Zyklen pro Minute zu erreichen. Wenn Sie geübter sind, können Sie das Tempo allmählich auf 95–105 Zyklen pro Minute steigern.

04

Nach 1 Minute atmen Sie tief durch die Nase ein und langsam durch den Mund aus, um die Übung abzuschließen. Stehen Sie dann langsam auf.

GUT ZU WISSEN

NUTZEN Belebend, befreit die Atemwege, stärkt das Zwerchfell und die Bauchmuskeln

ZEIT Mit 10–20 Sekunden beginnen, auf 1–3 Minuten steigern.

VORSICHT Nicht anwenden bei Bluthochdruck, Herzkrankheiten, Atemwegserkrankungen, Leistenbruch oder in der Schwangerschaft.

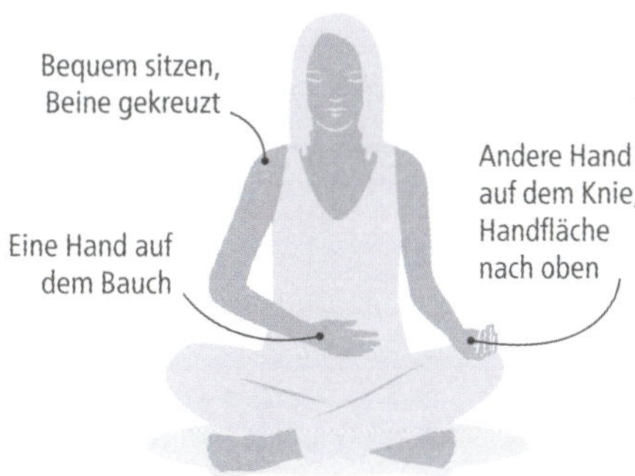
Bequem sitzen, Beine gekreuzt
Andere Hand auf dem Knie, Handfläche nach oben
Eine Hand auf dem Bauch

NERVÖSE ANSPANNUNG

Diese Übung ist ausgesprochen hilfreich, um das emotionale und körperliche Gleichgewicht wiederzufinden. Die bewusste, tiefe Atmung reguliert nicht nur den Blutdruck, sondern beruhigt, fördert Stressabbau und Konzentration und hellt die Stimmung auf. Üben Sie diese Technik mit Kindern, denen es schwerfällt, ihre Stimmungen oder ihr Temperament zu steuern.

GUT ZU WISSEN

NUTZEN Entspannung, Konzentration, mehr Perspektive

ZEIT Vier Wiederholungen pro Sitzung, bei Bedarf mehrere Sitzungen am Tag

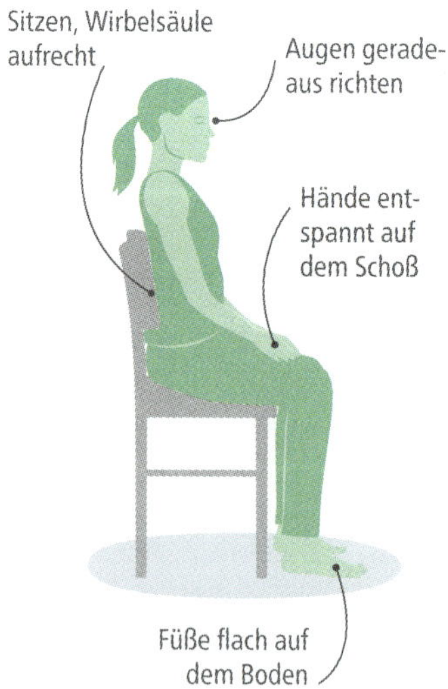

01

Atmen Sie durch den Mund aus, leeren Sie die Lunge möglichst ganz. Dann durch die Nase einatmen und langsam bis vier zählen. Füllen Sie erst die Brust und dann den Bauch, ohne sich anzustrengen.

02

Nach dem Einatmen halten Sie inne und zählen langsam bis vier. Dann durch die Nase ausatmen und wieder bis vier zählen. Spüren Sie bewusst, wie die Luft aus der Lunge strömt. Die Luft anhalten und langsam bis vier zählen.

03

Nach insgesamt vier kompletten Zyklen führen Sie die Hände in der Gebetsposition vor die Stirn, um die Übung bewusst zu beenden.

01

Atmen Sie durch die Nase 4 Sekunden lang in den Bauch ein. Danach mit geschürzten Lippen 6 Sekunden lang ausatmen. Lassen Sie beim Ausatmen bewusst Anspannung aus dem Körper entweichen.

02

Atmen Sie in diesem Rhythmus weiter, immer tief in den Bauch hinein. Wichtig ist, dass Sie die Übung als angenehm empfinden, darum sollten Sie sich keinesfalls anstrengen.

03

Atmen Sie weiter und lassen Sie dabei Anspannung, Schuld oder Schamgefühle, die mit Ihrem Körper oder Ihren Beschwerden zu tun haben, bewusst los.

SCHMERZEN BEI MENSTRUATION

Dies ist eine bewährte Übung, um Menstruationsbeschwerden zu lindern. Ihre Wirkung beruht darauf, dass das längere Ausatmen den Parasympathikus aktiviert. Gleichzeitig wirkt die tiefe Bauchatmung wie eine sanfte Massage der Gebärmutter, sie regt die Durchblutung an und fördert die Entspannung.

04

Sprechen Sie positive Aussagen aus, etwa »Ich schätze und akzeptiere meine Weiblichkeit«, »Mein Zyklus ist normal und gesund«, »Ich entscheide mich für einen schmerzfreien Mondzyklus«, oder Affirmationen eigener Wahl. Dazwischen ein- und ausatmen.

05

Wenn Sie sich bereit fühlen, konzentrieren Sie sich wieder auf Ihren Unterleib und danken Ihrer Gebärmutter. Als abschließende Geste bringen Sie die Hände in die Gebetsposition. Dann öffnen Sie die Augen und wenden sich wieder Ihrem Tag zu.

GUT ZU WISSEN

NUTZEN Beruhigt den Körper, entspannt den Geist

ZEIT 2–3 Minuten oder so lange wie nötig

VORSICHT Bei anhaltenden Beschwerden einen Arzt aufsuchen.

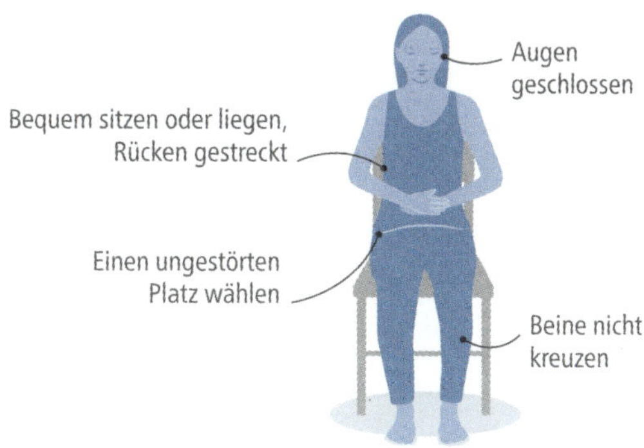

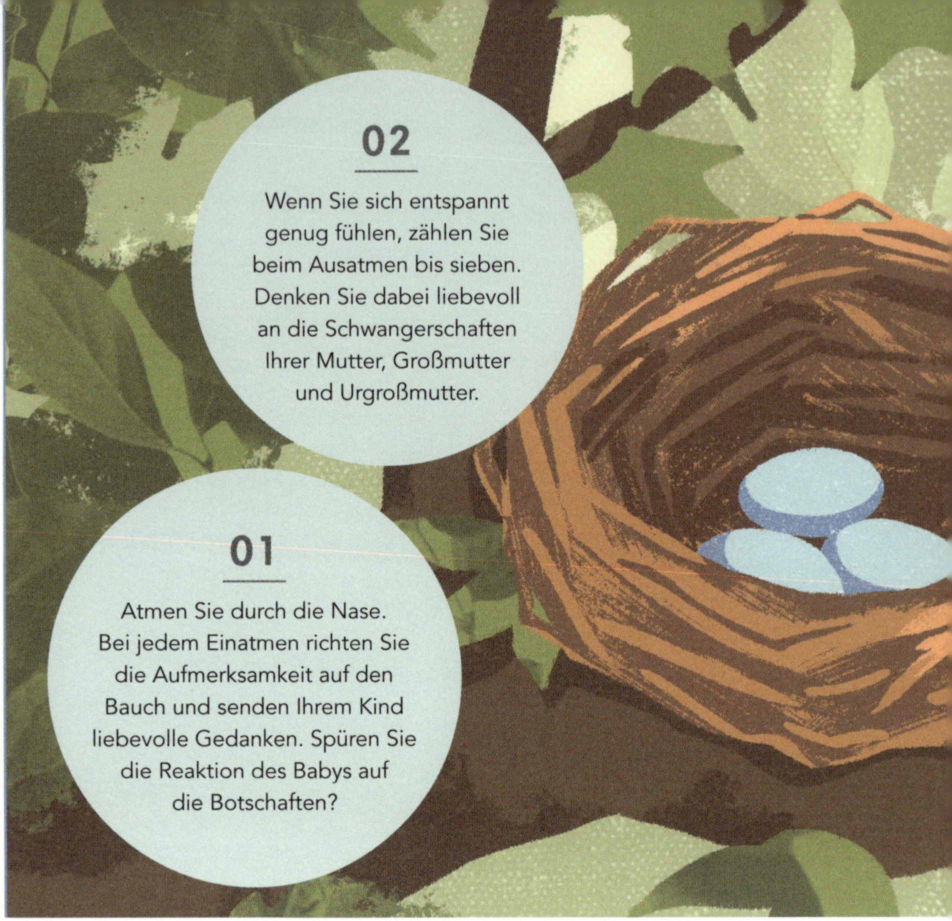

01

Atmen Sie durch die Nase. Bei jedem Einatmen richten Sie die Aufmerksamkeit auf den Bauch und senden Ihrem Kind liebevolle Gedanken. Spüren Sie die Reaktion des Babys auf die Botschaften?

02

Wenn Sie sich entspannt genug fühlen, zählen Sie beim Ausatmen bis sieben. Denken Sie dabei liebevoll an die Schwangerschaften Ihrer Mutter, Großmutter und Urgroßmutter.

SORGEN IN DER SCHWANGERSCHAFT

In der Schwangerschaft können Sorgen und Ängste auftreten. Diese Visualisierungsübung stellt einen positiven Kontakt zum ungeborenen Kind her, ebenso zur eigenen Mutter und Großmutter. Lassen Sie mit dem Ausatmen negative Gefühle, Zweifel und Ängste aus dem Körper entweichen.

03

Zählen Sie weiter bis sieben. Denken Sie an die Wehen Ihrer Mutter und daran, wie Sie sich Ihre eigene Geburt gewünscht hätten. Denken Sie dann an die Geburt Ihres Kindes und den Segen, den Ihre Vorfahrinnen ihm mitgeben.

04

Wenn Sie bereit sind, nehmen Sie sich einen Moment Zeit, um ihren Vorfahrinnen zu danken. Führen Sie als abschließende Geste die Hände vor der Brust in der Gebetsposition zusammen.

GUT ZU WISSEN

NUTZEN Angenehmeres Körpergefühl, Stärkung, mehr Selbstvertrauen

ZEIT 15 Minuten, täglich zur Geburtsvorbereitung

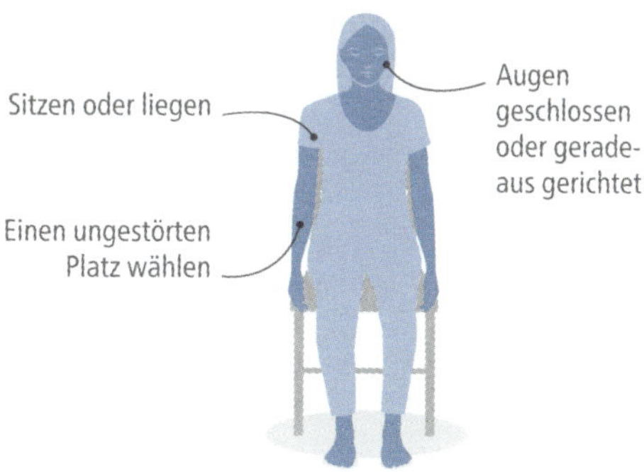

01

Atmen Sie durch die Nase ein und durch den Mund aus. Sie können beim Ausatmen seufzen oder gähnen, ohne sich dabei anzustrengen. Die Einatmung sollte etwas kürzer sein als die Ausatmung.

02

Entspannen Sie den Rachen und erzeugen Sie bei jedem Ausatmen ein Summen. Kiefer und Hals sind mit den Fortpflanzungsorganen verbunden, daher fördert dieses Geräusch die Entspannung im Beckenbereich. Verlagern Sie Körperteile, wenn Sie das Bedürfnis spüren.

03

Machen Sie sich beim Atmen bewusst, dass Ihr Körper Ihnen Sicherheit bietet. Sie können es auch laut aussprechen, beispielsweise: »Ich fühle mich jetzt sicher in meinem Körper.« Stellen Sie sich Ihre Mutter und Großmutter vor, wie sie gute Entbindungen erleben.

ÄNGSTE BEI DER GEBURT

Wenn die Geburt bevorsteht, können Sie mit dieser Atemübung Ängste wegen des Ablaufs und Ihrer Fähigkeit, die Wehen durchzustehen, in den Griff bekommen. Indem Sie sich ganz auf Ihre Atmung konzentrieren und die Entbindung ruhig auf sich zukommen lassen, entsteht eine positive Energie, von der auch das ungeborene Kind profitiert.

05

Wenn Sie bereit sind, nehmen Sie sich die Zeit, Ihrer mütterlichen Linie zu danken. Atmen Sie in Ihrem normalen Rhythmus und legen Sie die Hände auf den Bauch. Danken Sie dem Kind dafür, dass es nun bald kommt und Sie die aufregende Geburt gemeinsam erleben.

04

Lassen Sie Ängste mit dem Ausatmen entweichen. Laden Sie Ihren Körper ein, sich zu entspannen und sich Geräuschen, Bewegungen sowie dem Atem zu öffnen. Stellen Sie sich nun die Geburt Ihres Kinds vor – unproblematisch, schön und mit dem Segen Ihrer Ahninnen.

GUT ZU WISSEN

NUTZEN Stärkt das Selbstvertrauen, lässt den Geburtsvorgang voranschreiten.

ZEIT So lange wie nötig

VORSICHT Bei anhaltender Übelkeit einen Arzt konsultieren.

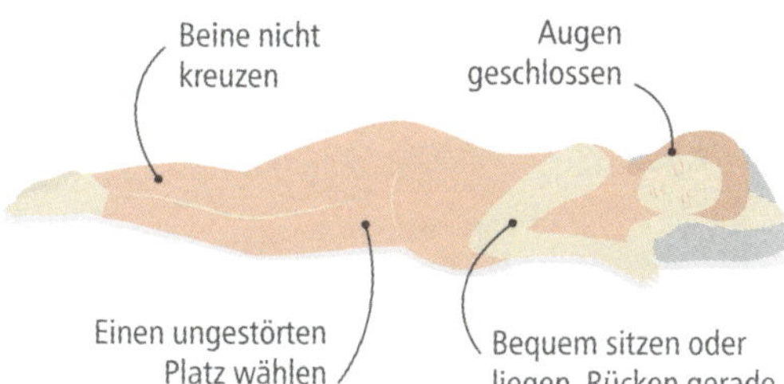

ÜBERHITZUNG

Die kühlende Atmung aus dem Pranayama ist ideal, wenn Ihnen wegen der Witterung oder nach körperlicher Anstrengung unangenehm heiß ist. Dabei gilt: Nicht jeder Mensch kann seine Zunge wie ein Röhrchen einrollen. Wenn Sie Schwierigkeiten damit haben, rollen Sie die Ränder einfach so weit ein, wie Sie können, und formen Sie die Lippen so, als ob Sie ein »O« sprechen wollten.

GUT ZU WISSEN

NUTZEN Abkühlung, Temperaturregulierung, mehr innere Ruhe, klarere Lebenssicht

ZEIT 3 Minuten, bei Bedarf auch länger

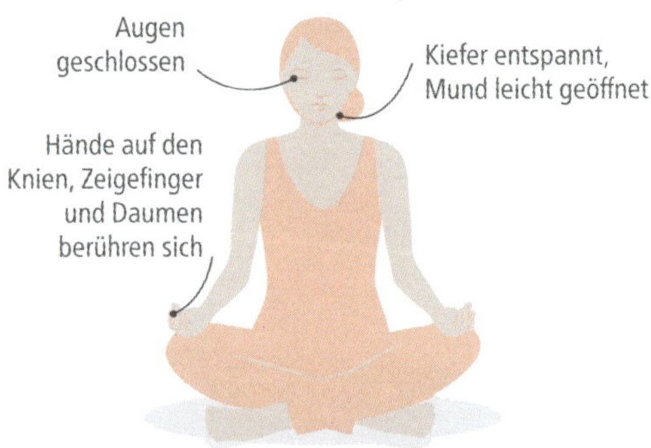
Augen geschlossen
Kiefer entspannt, Mund leicht geöffnet
Hände auf den Knien, Zeigefinger und Daumen berühren sich

01

Entspannen Sie Kiefer und Zunge, der Mund ist leicht geöffnet. Rollen Sie die Zunge nun U-förmig ein. Die Zungenspitze reicht etwas über die Lippen hinaus.

02

Atmen Sie durch den Mund und über die eingerollte Zunge tief ein. Stellen Sie sich vor, sie wäre ein Strohhalm, durch den Sie kühle Luft ansaugen.

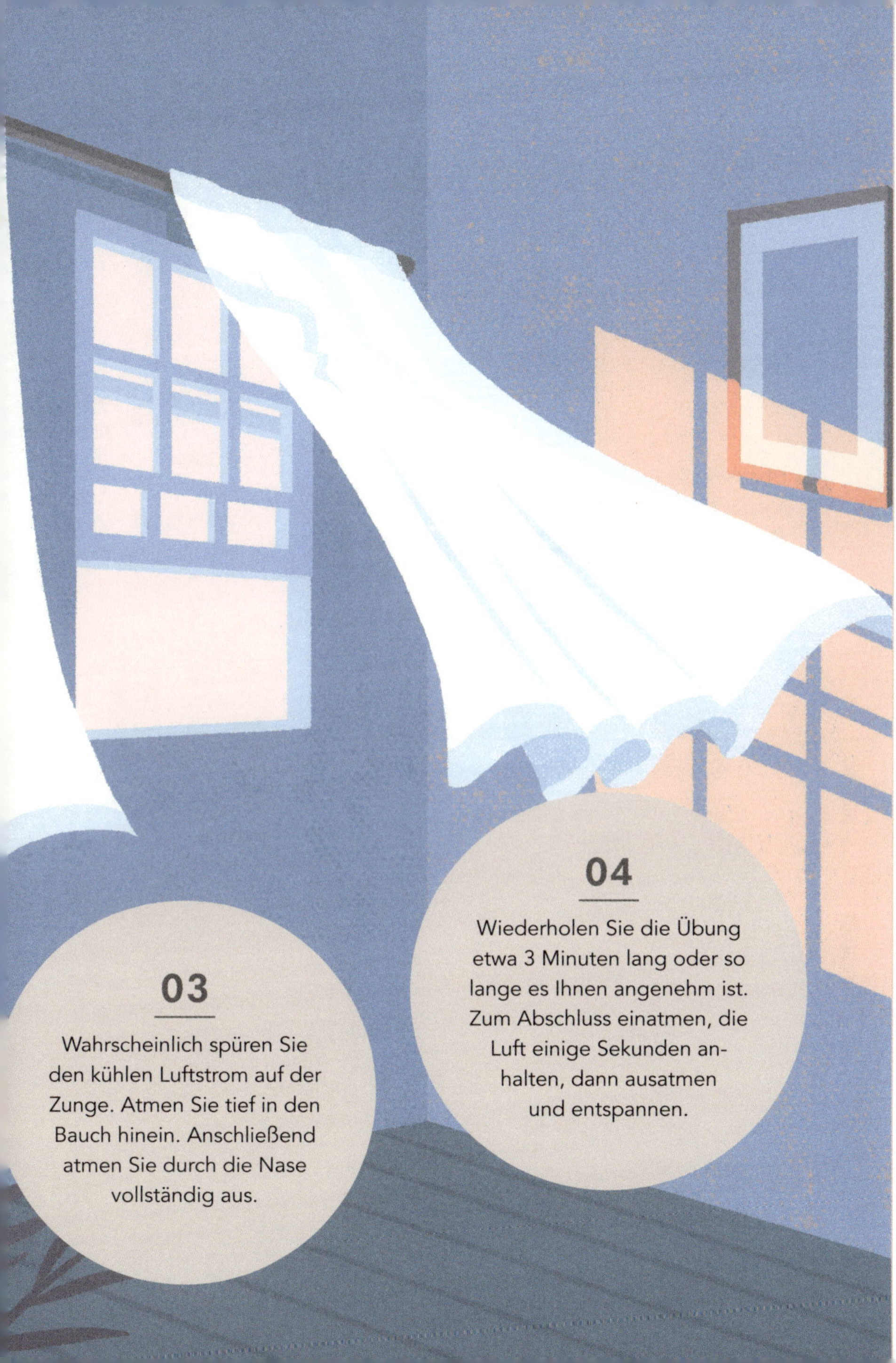

03

Wahrscheinlich spüren Sie den kühlen Luftstrom auf der Zunge. Atmen Sie tief in den Bauch hinein. Anschließend atmen Sie durch die Nase vollständig aus.

04

Wiederholen Sie die Übung etwa 3 Minuten lang oder so lange es Ihnen angenehm ist. Zum Abschluss einatmen, die Luft einige Sekunden anhalten, dann ausatmen und entspannen.

ALLERGIEN DER ATEMWEGE

Die Blasebalgatmung ist eine wirkungsvolle, dynamische Technik aus dem Pranayama. Sie versorgt den Körper mit viel Sauerstoff, befreit die Nase und lindert typische Allergiebeschwerden. Weil sich der Bauch beim Ein- und Ausatmen schnell bewegt, wird auch die Verdauung und damit die Ausscheidung von Abfallstoffen angeregt.

01

Entspannen Sie Ihre Schultern und atmen Sie in zügigem Wechsel durch die Nase ein und aus, sodass ein zischendes Geräusch entsteht. Wichtig ist, tief in den Bauch zu atmen.

02

Wenn die Nase stark verstopft ist, beginnen Sie behutsam. Anderenfalls atmen Sie kraftvoll und zügig ein und aus, sodass sich Ihr Bauch schnell hebt und senkt.

GUT ZU WISSEN

NUTZEN Befreit die Nase, stärkt das Immunsystem, blutreinigend

ZEIT 3 x 10 Atemzyklen, allmählich steigern

VORSICHT Nicht anwenden bei Bluthochdruck und in der Schwangerschaft.

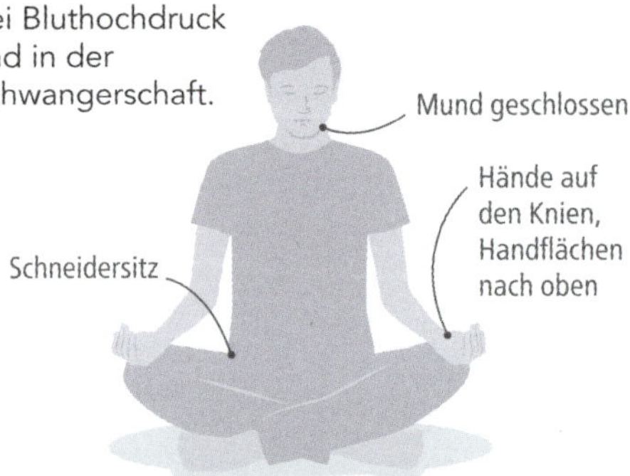
Mund geschlossen
Hände auf den Knien, Handflächen nach oben
Schneidersitz

03

Beginnen Sie mit zehn Ein- und Ausatmungen pro Runde. Nach der ersten Runde atmen Sie einen Moment normal und schließen dann zwei weitere Runden an. Dazwischen wieder eine Pause einlegen und normal atmen.

04

Wenn Sie geübter sind, können Sie die Anzahl der Atemzüge pro Runde steigern. Atmen Sie nach dem letzten Ausatmen tief durch die Nase ein und halten Sie die Luft so lange an, wie es ohne Anstrengung möglich ist. Dann erst atmen Sie aus.

05

Zum Abschluss atmen Sie sanft durch die Nase aus, bevor Sie wieder zur normalen Atmung übergehen.

WEITERFÜHRENDE LINKS

Wenn Sie sich allgemein mit dem Thema Atemtherapie oder einer bestimmten Richtung genauer beschäftigen wollen, finden Sie hier nützliche Informationen.

DACHVERBÄNDE UND NATIONALE ORGANISATIONEN

ATEM – Der Berufsverband e. V. (Deutschland)	**bvatem.de**
atman – Österreichischer Verein für Integratives Atmen	**atman.de**
AG Atemphysiotherapie im Deutscher Verband für Physiotherapie (ZVK) e. V.	**ag-atemphysiotherapie.de**
Therapeuten.de (Überblicksseite mit Suchfunktion)	**therapeuten.de/therapien/atemtherapien.htm**

EINZELNE RICHTUNGEN, SCHULEN UND METHODEN

Die folgende Liste erhebt keinerlei Anspruch auf Vollständigkeit, zumal ständig neue Therapieansätze entwickelt werden. Jede Methode hat ihre spezifische Herangehensweise. Es ist ratsam, sich zuerst mit verschiedenen Ansätzen zu beschäftigen und sich erst dann für eine Richtung zu entscheiden. Bei der Wahl einer Therapeutin bzw. eines Therapeuten oder einer Kursleitung spielen gutes Urteilsvermögen und Eigenverantwortung eine wichtige Rolle.

Atemtechnik	**www.zentrum-der-gesundheit.de/gesundes-atmen.html**
Arbeitskreis Atemtherapie München	**atemtherapie-muenchen.de/arbeitskreis**

Bewusste Atmung	**spirituell-leben.org**
Buteyko-Methode	**buteyko-deutschland.de**
Bioenergetische Analyse nach Dr. Alexander Lowen	**www.niba-ev.de/bioenergetik/alexander.php**
Deutsche Atemwegsliga e. V.	**atemwegsliga.de**
Erfahrbarer Atem nach Prof. Ilse Middendorf	**erfahrbarer-atem.de**
Gesundheit-blog.at	**gesundheit-blog.at/atemuebung-anleitung.html**
International Breathwork Foundation	**ibfnetwork.com**
Rebirthing nach Leonard Orr	**integrative-atemtherapie.de**
	rebirthinternational.de
Sanfte Geburt	**hypnobirthing.de**
Transformatives Atmen nach Dr. Judith Kravitz	**www.transformationalbreath.com**
Reflektorische Atemtherapie von Liselotte Brüne nach Dr. med. Ludwig Schmitt	**reflektorische-atemtherapie.de**
Verbundener Atem nach Ruediger Dahlke	**dahlke.at/entspannung.php**
Wim-Hof-Atemtechnik	**wimhofmethod.com**

Homepage der Autorin

Nathalia Westmacott–Brown: First-breath	**first-breath.co.uk**

REGISTER

Fett gedruckte Einträge verweisen auf Schritt-für-Schritt-Übungen.

A

B

C

D

DIE AUTORIN

Nathalia Westmacott-Brown praktiziert und unterrichtet Atemtherapie seit dem Jahr 2000. Sie hat sich auf die vorsprachlichen Phasen spezialisiert, also auf die Zeit vor der Geburt und die frühe Kindheit, sowie deren Auswirkungen auf Identität, Atmung und Selbstwertgefühl. Nach ihrer Ausbildung in verschiedenen Ländern hat sie einen eigenen Ansatz entwickelt und ihre Organisation *First Breath* gegründet, die angehende Atemtherapeuten ausbildet. Seit Jahren engagiert sie sich weltweit bei Atemtherapie-Organisationen und hat Konferenzen in Indien und Großbritannien initiiert. Im Rahmen der *Global Inspiration Conference* hat sie zahlreiche Reisen unternommen, um Lehrer und Methoden weltweit näher kennenzulernen. 2008 hat sie die internationale Initiative *Breathing Circle* gegründet, die monatliche Veranstaltungen in 24 Ländern organisiert. Sie lebt mit ihrer Familie und einer ganzen Schar geretteter Tiere in einem Haus mit großem Apfelgarten in der englischen Grafschaft Worcestershire.

DANK DER AUTORIN

Es ist mir eine Ehre, ein Buch über Atemtherapie zu schreiben, denn durch sie hat sich mein Leben grundlegend verändert. Die Therapie selbst und ihre frühen Pioniere und Lehrer betrachte ich mit Achtung und Respekt, denn sie haben die Grundlagen für die heutige Atemtherapie gelegt. Sehr dankbar bin ich meinen spirituellen Lehrern, vor allem meiner Mentorin Christina Artemis, die mir diesen Weg vor vielen Monden aufgezeigt hat. Danken möchte ich auch meiner lieben Freundin Clare Gabriel, die mich ermutigt hat, den Sprung ins kalte Wasser zu wagen, sowie meinen Berufskollegen, die mir erlaubt haben, Übungen aus ihrer therapeutischen Praxis in dieses Buch aufzunehmen. Für liebevolle Ermutigung und die Ruhe zum Schreiben danke ich meinen Freunden und meiner Familie, vor allem Sam, Christina, Julia und Elfi sowie Andy, der mich fürsorglich mit Sandwiches versorgt hat. Besonderer Dank gebührt meinem Mann Pete und meiner Tochter Iris, die mich mit Liebe, Geduld und Klugheit dabei unterstützt haben, dieses kleine Buch zur Welt zu bringen. Und schließlich danke ich dem Team bei DK, Lesley, Rona und Dawn, die einen Rohdiamanten erkennen, wenn sie ihn sehen. Danke, dass Ihr mir die Chance zum Strahlen gegeben habt.

DANK DES HERAUSGEBERS

DK dankt den folgenden Personen für ihre Mitwirkung an diesem Buch: Clare Gabriel für die Entwicklung des Konzepts, Keith Hagan für die Mitarbeit an den Illustrationen, John Friend für das Korrektorat und Marie Lorimer für das Register.